TOXICOLOGIE CHIMIQUE

GUIDE PRATIQUE

POUR

LA DÉTERMINATION CHIMIQUE

DES POISONS

PAR LE

Docteur FRÉDÉRIC MOHR

PROFESSEUR DE PHARMACIE A L'UNIVERSITÉ DE BONN

TRADUIT DE L'ALLEMAND

PAR LE

Docteur L. GAUTIER

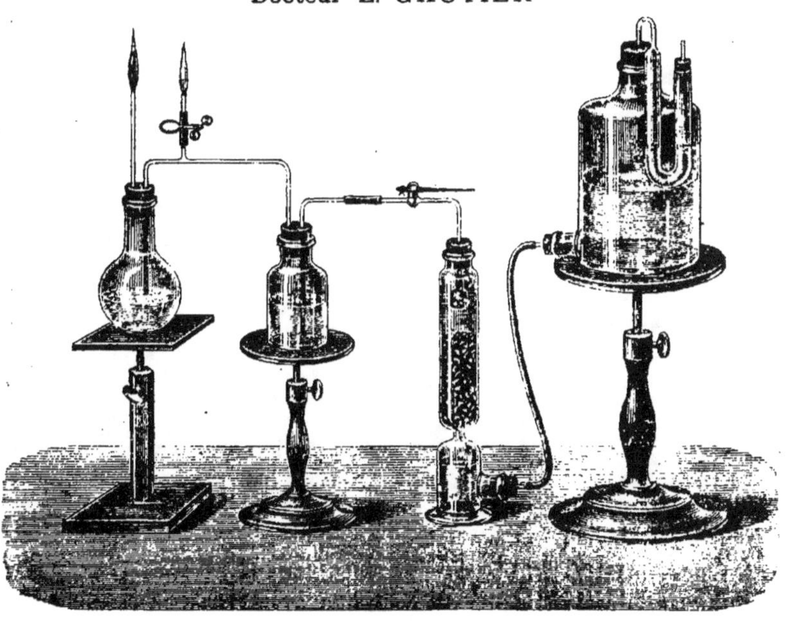

Avec cinquante-six figures dans le texte.

PARIS

C. REINWALD ET Cⁱᵉ, LIBRAIRES-ÉDITEURS

15, RUE DES SAINTS-PÈRES, 15

1876

TOXICOLOGIE CHIMIQUE

Paris. — Typographie Paul Schmidt, rue de Vaugirard, 47.

TOXICOLOGIE CHIMIQUE

GUIDE PRATIQUE

POUR

LA DÉTERMINATION CHIMIQUE

DES POISONS

PAR LE

Docteur FRÉDÉRIC MOHR

PROFESSEUR DE PHARMACIE A L'UNIVERSITÉ DE BONN

TRADUIT DE L'ALLEMAND

PAR LE

Docteur L. GAUTIER

Avec cinquante-six figures dans le texte.

PARIS

C. REINWALD ET Cⁱᵉ, LIBRAIRES-ÉDITEURS

15, RUE DES SAINTS-PÈRES, 15

1876

AVANT-PROPOS

DU TRADUCTEUR.

Comme l'indique son titre, la Toxicologie du Dr F. Mohr s'occupe exclusivement de la *détermination chimique* des poisons, l'auteur abandonnant aux médecins et aux physiologistes l'étude des phénomènes de l'empoisonnement et la recherche des substances dont la présence ne peut être déterminée que par voie physiologique.

La *Toxicologie chimique* est divisée en deux parties : la première comprend l'histoire des procédés généraux en usage pour la recherche des poisons : traitement par l'hydrogène sulfuré, dialyse, précipitation des métaux par l'électricité, séparation des toxiques de nos tissus, etc.; la deuxième partie contient la description exacte des meilleures méthodes pour la détermination de chaque poison en particulier.

avec l'indication des réactions qui en dénotent la présence d'une manière positive.

Notre travail est la traduction aussi fidèle que possible du texte allemand ; nous avons seulement ajouté, sous forme d'appendice (page 203), les procédés indiqués récemment par M. Arm. Gautier, pour l'extraction et le dosage de tout l'arsenic contenu dans les tissus.

Nous espérons que cette édition française de l'ouvrage du savant professeur de Bonn sera favorablement accueillie et qu'elle facilitera aux chimistes experts, aux médecins et aux pharmaciens la tâche si difficile qu'ils ont parfois à remplir.

Dr L. GAUTIER.

Novembre 1875.

TABLE ANALYTIQUE DES MATIÈRES.

APPENDICE.

TOXICOLOGIE CHIMIQUE

INTRODUCTION.

La *toxicologie* [1] ou science des poisons comprend deux parties, l'une physiologico-médicale et l'autre chimique.

La partie médicale s'occupe du mode d'action des poisons, des phénomènes de l'empoisonnement, des moyens employés pour combattre l'empoisonnement (contre-poisons, antidotes), et de la guérison des phénomènes morbides occasionnés par le toxique. Nous l'abandonnons aux médecins et aux physiologistes.

La partie chimique s'occupe de la recherche du poison dans les restes d'aliments, les matières vomies, et, en cas de terminaison par la mort, dans le cadavre lui-même.

La *toxicologie chimique* fait partie de la justice crimi-

[1] De τόξον, arc ; τοξικός, qui a rapport à l'arc et à la flèche ; τοξικόν φάρμακον, poison qui sert à empoisonner les flèches. Dans Homère on ne trouve qu'une trace de la mention de flèches empoisonnées (*Odyssée*, I. 261). Ulysse se rendit en Épire auprès du roi Ilus pour chercher le poison qui tue les hommes (φάρμακον ἀνδροφόνον), afin d'en enduire les flèches (ἰοὺς χρίεσθαι χαλκήρεας), mais il ne put l'obtenir, parce que Ilus eut peur des dieux. Dans l'*Iliade* et dans l'*Odyssée* il n'est pas question d'un usage réel de poison servant à empoisonner les flèches.

1

nelle, et la sûreté de la vie contre l'empoisonnement est en connexion intime avec ses progrès. Le nombre des substances toxiques impossibles et dangereuses à employer par le criminel est d'autant plus grand que la chimie peut découvrir des traces d'un poison avec une certitude et une facilité plus grandes et que les empoisonneurs doivent procéder avec plus de précaution. Si le fait d'un empoisonnement ne peut pas être découvert, le soupçon, qui se forme facilement, paraît sans danger au criminel. Mais aussitôt que l'on peut déterminer la présence et la nature d'un toxique, il en résulte des indices sur le lieu (pharmacie, droguerie, etc.) où le criminel s'est procuré le poison ou sur la personne qui a pu le lui fournir, et la probabilité du châtiment devient plus grande. C'est pourquoi les criminels se sont souvent efforcés de choisir des poisons que l'on ne peut pas reconnaitre avec la même certitude que les éléments indécomposables de l'arsenic, du mercure, du plomb, du cuivre, etc.; mais ils se sont adressés à des poisons dont les éléments sont identiques avec ceux du corps et qui, même à l'état pur, ne peuvent être reconnus que par des caractères peu nombreux et en outre incertains. Ce sont ceux qui proviennent du règne organique. La morphine et la strychnine sont reconnues à l'aide de quelques réactions peu nombreuses, qui entraînent la destruction du corps; la digitaline est une poudre amorphe qui ne présente pas de réactions certaines; la nicotine est un liquide. Pour un grand nombre de corps végétaux toxiques, la substance nuisible n'a pas encore été séparée; ses propriétés sont par conséquent tout à fait inconnues. Tous ces alcaloïdes difficiles à préparer ne sont pas à la portée des personnes étrangères à la science, ou, s'ils le sont, cela ne peut passer inaperçu, et les poisons métalliques facilement accessibles peuvent être découverts avec facilité et certitude. C'est pourquoi on peut bien attribuer aux progrès de la toxicologie chimique la rareté plus grande des empoisonnements. Les cas dans lesquels un criminel a été détourné de l'exécution de son dessein, par suite de la facilité de la découverte et de la probabilité de châtiment, n'arrivent naturellement à la connaissance de personne. La diminution des homicides par empoisonnement est déjà une conquête importante que l'humanité doit aux progrès de la science, et si avec le temps toutes les expériences en vue de la recherche de l'homicide par empoisonnement venaient à cesser complétement, l'appareil toxicologique devrait cependant être maintenu dans un état de perfection complète, absolument comme on essaie de temps en temps les appareils pour éteindre le feu, bien que pendant un long temps il ne se soit pas produit d'incendie. Si après une série d'années un empoisonnement par l'arsenic était devenu une rareté, la toxicologie devrait cependant s'efforcer de maintenir à leur niveau et de perfectionner les procédés de recherche de cette substance, afin qu'un empoisonnement par l'arsenic devienne une rareté, et la science rendrait le plus grand service à l'humanité si elle parvenait par ses efforts à supprimer l'emploi de tout son appareil. La science aura atteint d'autant plus complétement son but et répondu d'autant plus parfaitement au désir de la société, que cet appareil sera plus complet et qu'on aura moins occasion d'en faire usage.

Position du chimiste.

En ce qui concerne la position du chimiste et du pharmacien vis-à-vis de l'État, on peut dire que personne n'est obligé de se charger d'une recherche légale. L'expert doit avoir l'assurance qu'il est capable de résoudre le problème posé par la justice, et il doit aussi être résolu à assumer la grande responsabilité qui s'y rattache. Il ne peut pas y être forcé. Si l'on considère [1] que dans le duché de Brunswick on a imposé aux pharmaciens *concessionnés* [2] l'obligation de se charger de ces expertises lorsqu'ils sont requis par la justice,

[1] Otto, *Anleitung zur Ausmittelung der Gifte*, 1ʳᵉ édit., p. 54.
[2] En Allemagne on ne peut pas établir une pharmacie sans concession du gouvernement.

c'est une de ces inconvenances, qui se rencontrent facilement dans les petits États, où c'est la coutume de régler toutes les affaires par des arrêts ou des lois. On pourrait avec la même raison obliger le concessionnaire à maintenir en état le toit de l'hôtel de ville ou à examiner le lait sur les marchés, et, dans certaines circonstances, il y consentirait si le bénéfice de la concession lui paraissait suffisamment élevé. On peut imposer une charge à un donataire, mais on ne peut pas le forcer à avoir certaines aptitudes ou à se charger d'un travail en dehors de sa compétence. Rien au monde ne pourrait empêcher le pharmacien du duché de Brunswick de déclarer au dernier moment, devant les jurés, qu'il n'est pas tout à fait certain de son fait, ou d'introduire dans son rapport une assertion analogue, ce qui annihilerait complétement le but de l'expertise. On trouve en général des chimistes et des pharmaciens suffisamment préparés pour se charger de pareils travaux avec une rémunération convenable. Dans le cas contraire, l'État doit s'attacher un chimiste, dont il peut préalablement éprouver les capacités et qui alors ne peut faire aucune objection, puisqu'il est lié par un contrat. Un témoin doit paraître devant le juge, puisque personne ne peut le remplacer, mais l'expert est libre de sa détermination, et il peut refuser de se charger de l'expertise qu'on lui propose. D'après la manière de procéder dans le duché de Brunswick, l'État pourrait imposer à un professeur de chimie ou à un membre du conseil de santé l'obligation de se charger gratuitement de toutes les expertises qui peuvent se présenter, en supposant que la rémunération à laquelle il a droit soit comprise dans son traitement. On peut être un excellent chimiste, un excellent médecin ou un excellent pharmacien, sans cependant avoir fait une étude approfondie de la toxicologie.

Jamais un chimiste ou un pharmacien ne doit entreprendre une recherche légale, sans avoir préalablement effectué souvent les travaux qui s'y rapportent avec des substances pures et connues. Pendant l'expertise, il ne doit rien apprendre, mais seulement se servir de ce qu'il sait. Avec les substances pures à un degré de dilution quelconque, il doit apprendre à connaître les réactions, afin d'acquérir la sûreté du jugement. Il doit ensuite mélanger les substances pures avec des matières animales, afin de se rendre compte des changements que le mélange de corps étrangers exerce sur les réactions. Personne ne peut posséder suffisamment les connaissances nécessaires pour les expertises sans s'être familiarisé avec la pratique des opérations ou avoir acquis une certaine habileté pour l'agencement des appareils. Pour juger de l'obligation que l'on pourrait croire pouvoir être imposée par l'État à un pharmacien ou à un médecin de district, il faut se demander si l'on peut contraindre chacun en particulier à se pourvoir de cette somme de connaissances et d'habileté manuelle, qui est nécessaire pour l'exécution d'un travail spécial. C'est tout simplement impraticable. Cette partie de la science est déjà si étendue, que la division du travail doit y être introduite. Comme on peut ne pas connaître d'avance la nature du poison à découvrir, l'expert doit être préparé pour la détermination de toutes les sortes de poisons; il doit par conséquent s'être livré par avance à toute la série des recherches. Si l'on considère tout l'ensemble des appareils en usage pour la détermination de l'arsenic, du phosphore, de l'acide prussique, des sels métalliques, des alcaloïdes, on doit à une habileté profonde joindre un certain goût et une prédilection particulière pour ces travaux, mais surtout aussi la conscience de pouvoir répondre à l'obligation que l'on assume.

Mode d'action des poisons.

L'examen du mode d'action des poisons n'appartient pas, strictement parlant, à la toxicologie chimique; il fait plutôt partie de la physiologie et de la pathologie. Il est cependant très-convenable que celui qui s'occupe de ce genre de travaux ait une idée générale du mode d'action des poisons. Sur ce point nos connaissances ne sont exactes que pour un petit nombre de substances, et dans la plupart des cas, principalement pour les poisons organiques, nous n'avons que des données incertaines. Suivant le mode d'action, on distingue trois sortes de poisons : 1º poisons destructeurs; 2º poisons qui ralentissent ou arrêtent la métamorphose de la matière; 3º poisons qui attaquent directement les fonctions nerveuses.

1º *Poisons destructeurs.*

Dans cette classe on range toutes les substances chimiques douées de grandes affinités, et qui même extérieurement exercent sur les organes vivants des altérations et une action destructive immédiatement appréciables. De ce nombre sont les acides minéraux concentrés, les alcalis caustiques, la chaux caustique et les substances analogues. Si l'on observe l'action de ces substances à l'état concentré sur des parties saines du corps vivant, on reconnaît à la carbonisation, à la crispation ou la dissolution instantanée de ces parties, que la vie doit être mise en danger et anéantie sous l'influence de pareilles substances. Si elles sont mises en contact avec la cavité buccale, le pharynx, l'œsophage ou l'estomac, leur action chimique produit une telle altération de ces organes que, par suite de l'inflammation qui en est la conséquence inévitable, la continuation de la vie devient impossible. L'action de ces poisons est la plus facile à comprendre, et l'on pourrait la comparer avec une lésion mécanique qui aurait été produite par un instrument tranchant, une épée, ou une tige de fer rouge.

Toutes ces substances n'agissent que par leur concentration et elles cessent d'être nuisibles lorsqu'elles sont fortement diluées, ce qui les distingue des poisons proprement dits. L'acide chlorhydrique concentré est un poison destructeur, il en est de même de l'acide sulfurique; d'un autre côté la potasse et la soude sont aussi des corps destructeurs. Si l'on met ces acides en contact avec les alcalis, en observant certaines proportions, on obtient quatre sels tout à fait inoffensifs, le chlorure de potassium et le chlorure de sodium, le sulfate de potasse et le sulfate de soude, qui ne possèdent plus les propriétés destructives et dissolvantes de leurs éléments constituants.

Dans un certain sens quelques autres poisons agissent aussi mécaniquement, bien que avec des phénomènes tout à fait différents de ceux dont il vient d'être question. A cette catégorie appartiennent les sels barytiques solubles et les oxalates solubles. Lorsque ces sels rencontrent dans le corps de petites quantités d'acide sulfurique et de chaux, ils se déposent dans les organes sous forme de combinaisons insolubles (sulfate de baryte et oxalate de chaux), et ils empêchent le mouvement de la métamorphose de la matière de ces organes. On pourrait par conséquent les ranger parmi les poisons du groupe suivant, bien que leur action soit un peu différente. Les deux combinaisons insolubles que l'on vient de nommer ne forment point de combinaison chimique avec les parties du corps, comme les poisons du groupe suivant.

*2° Poisons qui ralentissent ou arrêtent la métamorphose
de la matière.*

A ce groupe appartiennent les poisons métalliques proprement dits. Ceux-ci sont entraînés par la circulation dans toutes les parties de l'organisme et ils se combinent tels quels, ou seulement les oxydes métalliques qu'ils renferment, avec les parties du corps que nous devons considérer comme le siége des phénomènes vitaux. La plupart de ces sels métalliques se combinent même en dehors du corps avec l'albumine, la fibrine et les membranes, et ils forment avec celles-ci des composés le plus souvent insolubles, qui résistent énergiquement à la putréfaction. On sait que les poisons les plus actifs, l'acide arsénieux et le bichlorure de mercure, préservent le mieux les cadavres contre la putréfaction, et que souvent, lors de l'exhumation de cadavres, la conservation de la forme de ceux-ci a suffi pour faire reconnaître un empoisonnement métallique, qui a été confirmé par l'examen ultérieur. Tous les sels métalliques qui se combinent avec les tissus exercent sur ceux-ci une action conservatrice, et, en produisant aussi le même effet dans le corps vivant, ils arrètent la métamorphose de la matière, sur laquelle reposent les phénomènes de la vie. Un organe soustrait à la métamorphose de la matière par combinaison avec un sel métallique est pour ainsi dire séparé du corps; avec cette nouvelle composition il ne peut plus accomplir les fonctions auxquelles il est destiné dans le corps vivant : la mort doit s'ensuivre. Les sels métalliques qui préservent le mieux les corps contre la putréfaction et dont on se sert pour conserver (pour embaumer) les cadavres, sont aussi les plus propres pour donner la mort ou momifier les corps.

Suivant l'opinion généralement admise au sujet de l'action des poisons métalliques, ces effets seraient dus à une corrosion, à une lésion locale de l'estomac et du canal intestinal. Cette manière de voir est complétement fausse et elle est réfutée par ce fait, que ces poisons, introduits pendant longtemps dans le corps à toutes petites doses, produisent également la mort, sans que l'on puisse trouver une lésion dans les organes digestifs, ni même y découvrir une trace du poison lui-même. Il m'a été donné d'observer un cas particulier dans lequel un homme avait été empoisonné avec une grande quantité d'acide arsénieux et dans lequel l'estomac ne présentait pas de trace d'inflammation, ni même de rougeur. Le médecin de district avec lequel j'opérais était partisan de la théorie de la corrosion; il fut tellement surpris de ce fait qu'il douta de sa théorie, ce que d'après ma propre conviction je ne pus que confirmer. La rougeur ou le ramollissement des parois de l'estomac, décrits lors des ouvertures cadavériques, étaient dans tous les cas si peu considérables, que ces lésions seules sont insuffisantes pour occasionner la mort, si l'on songe combien il faut de temps, dans le cancer de l'estomac, même dans les ulcères perforants, pour que la mort arrive par cette voie. La théorie de la corrosion assimile les poisons métalliques aux poisons destructeurs du premier groupe, et alors leur action serait purement mécanique, comme celle de l'acide azotique, de l'acide sulfurique. La marche de l'empoisonnement est également contraire à cette manière de voir. Le poison pénètre dans l'estomac en petite quantité et dissous, ou bien il est dissous dans cet organe; il apparait d'abord dans le sang et ensuite dans les parties solides du corps, dans les muscles, dans la substance nerveuse, dans le foie et enfin, lors de son élimination, on le retrouve dans l'urine. Si l'empoisonnement n'a pas une terminaison mortelle, le toxique est éliminé par l'urine et alors il a nécessairement parcouru le corps vivant tout entier. La portion du poison qui est rejetée avec les produits d'excrétion solides n'a même pas agi du tout. Dans le mouvement circulaire de la vie la combinaison du poison avec les organes vivants a été redissoute, parce que, dans les parties non encore suffisamment saturées par le toxique, la métamorphose de la matière a repris son cours, et avec les parties du corps altérées le poison s'est rendu dans les organes sécréteurs de l'urine, avec laquelle il a été finalement éliminé de l'organisme. Si l'empoisonnement s'est terminé par la mort, du poison peut encore se trouver dans l'estomac et l'intestin, seulement cette portion n'a pas contribué à la mort, c'est seulement celle qui a traversé les parois intestinales et que ultérieurement on a trouvée encore fixée dans les tissus. Il n'est pas douteux que dans un pareil empoisonnement les lésions mécaniques et chimiques des parois de l'estomac aient contribué à rendre plus rapide la terminaison mortelle, et alors les deux modes d'action se rencontrent simultanément.

Prenons, par exemple, l'acide oxalique; après avoir empoisonné avec intention des animaux en leur administrant de grandes quantités d'acide oxalique pur, les parois de l'estomac se sont trouvées dans un état de ramollissement très-avancé, et on a regardé la corrosion comme la cause de la mort. Mais en faisant prendre l'acide oxalique sous forme d'oxalate neutre de potasse ou de soude, il ne se produisit pas de trace de corrosion, et cependant la mort s'ensuivit. Dans tous les empoisonnements par l'arsenic qui ont été suivis de mort, un examen attentif a toujours fait retrouver le toxique dans les tissus du corps, mais fréquemment on n'en a même pas découvert de traces dans l'estomac et l'intestin; dans ce cas la résorption par l'intestin avait eu lieu avant la mort. Dans le cas où le poison a disparu de l'estomac et du canal intestinal, il peut ne pas avoir eu d'action délétère sur ces organes. Dans l'empoisonnement véritable, toutes les parties du corps sont infectées par le toxique transporté par le torrent de la circulation. Les petites quantités de poisons violents qui suffisent pour produire la mort, démontrent combien peu de matière il faut pour anéantir la vie. Nous ne connaissons la fibrine du sang qu'en dehors du corps, où elle se coagule immédiatement après la sortie du sang de l'organisme. Un faible changement dans les propriétés de la fibrine pourrait certainement suffire pour la rendre impropre à ses fonctions vitales. Avec la moindre tendance à se coaguler dans le corps, elle ne pourrait plus traverser les vaisseaux les plus ténus, et la mort devrait s'ensuivre.

3° Poisons qui attaquent directement les fonctions nerveuses ou poisons organiques.

On ne connait absolument rien sur le mode d'action de ces corps. Comme ils se composent tous des mêmes éléments que les corps animaux, la cause de leur action ne peut résider que dans la différence de composition quantitative. Jamais ils ne produisent dans l'organisme des troubles de la nature de ceux occasionnés par les substances du premier groupe; dans la plupart des cas on ne trouve pas trace de leur présence dans les organes digestifs. Ordinairement on nomme leur action narcotique, ce qui à proprement parler ne dit rien. On conclut qu'ils attaquent principalement les fonctions nerveuses de la manière très-variable dont ils se comportent et de la diversité des phénomènes de l'empoisonnement. Tandis que la strychnine fait surtout sentir son action sur les nerfs moteurs du dos, en produisant du tétanos et de l'opisthotonos, les alcaloïdes de l'opium agissent plus sur le cerveau, les alcaloïdes du quinquina sur les nerfs de l'estomac, etc. Nous ne voyons que le phénomène. Il est très-probable que ces substances organiques, lorsqu'elles produisent une action dans le corps, éprouvent elles-mêmes une altération et peut-être une décomposition complète, et que la portion qui a agi n'existe même plus sous sa forme primitive, mais qu'elle reste sous sa forme nouvelle ou qu'elle subit une destruction complète. Aucun de ces poisons n'a jamais été retrouvé dans les matières vomies. Ils circulent dans le corps avec le sang, et comme d'ailleurs aucune substance organique ne peut accomplir sans altération le mouvement circulaire de la vie, nous devons admettre qu'il en est ainsi pour tous les poisons organiques. Pour cette raison, leur recherche offre des difficultés toutes particulières. La portion que l'on rencontre dans l'estomac et dans le canal intestinal n'a pas elle-même déterminé la mort, et elle ne fait qu'indiquer que cette substance a été ingérée; la portion qui a tué est probablement décomposée, et alors il ne reste plus comme indice de l'empoisonnement que la portion qui, ayant pénétré dans les tissus, n'est pas encore altérée.

On ne peut pas dire qu'avec ces trois modes d'action des poisons, tous les cas soient épuisés. Le phosphore et l'acide cyanhydrique ne peuvent pas être facilement placés dans l'une de ces catégories, car on ne peut pas admettre avec certitude qu'ils agissent comme désoxydants. La quantité si faible qu'il suffit de ces corps pour produire un effet délétère, leur action si rapide et cette circonstance que, lorsqu'ils sont dilués, leur action est considérablement amoindrie, tout cela n'est pas favorable à cette manière de voir. Pour ces cas et pour d'autres encore on devra tenir un compte ouvert.

La toxicologie médicale est bien la partie la plus obscure de toutes les sciences naturelles, et surtout par suite du manque de bonne foi et de la partialité de ceux qui s'en occupent. Les observations faites sur des animaux empoisonnés avec de fortes doses de toxiques et en partie aussi les lésions cadavériques trouvées lors des autopsies, sont des faits absolument dépourvus de valeur, desquels ni le médecin, ni le physiologiste, ne peuvent retirer aucun profit. Si maintenant on considère que les toxicologistes veulent tirer des conclusions sur l'action vénéneuse d'une substance, de ce qu'un animal meurt après qu'on lui a injecté dans la veine jugulaire des quantités considérables de la substance en question, ou de ce qu'il succombe au bout d'une heure, lorsqu'on lui met à nu l'œsophage, puis que sur celui-ci on pratique une incision par laquelle on introduit dans l'estomac le poison enveloppé dans un cornet, et qu'ensuite on lie l'œsophage, on se prend à douter, non sans raison, que ceux qui se livrent à de pareilles expériences soient de véritables savants. Orfila, le spécialiste devenu célèbre dans cette branche des sciences, a, d'après son propre rapport, tué de la manière la plus insensée plus de six cents chiens, sans que la science en ait retiré le moindre profit. De la résine de jalap fut employée sur neuf chiens, et il se trouva que, lorsqu'on injecta de la résine broyée avec un jaune d'œuf dans la plèvre d'un chien et dans le péritoine d'un autre, les animaux périrent. Quel profit peut maintenant tirer la science de pareilles expériences, puisqu'il est impossible que les empoisonneurs injectent la substance toxique dans la plèvre?

La plupart des traités de toxicologie sont encombrés d'une masse de faits qui leur sont tout à fait étrangers. La description des métaux à l'état de régule, l'histoire de la découverte d'une substance, la description de toutes les combinaisons d'un métal vénéneux n'appartiennent pas à la toxicologie, mais font partie de la chimie générale et théorique. On doit toujours supposer que tous ceux qui entreprennent une recherche légale savent la chimie et possèdent des ouvrages où ils peuvent se renseigner sur les propriétés des corps et de leurs combinaisons. On ne voit pas ce qu'ont à faire dans une toxicologie, comme celle d'Orfila, des substances telles que le sel ammoniac, le salpêtre, l'alun, l'acide tartrique, l'acide citrique, l'acide acétique, le carbonate de potasse et le carbonate d'ammoniaque. Par l'introduction de ces corps, les ouvrages deviennent volumineux, tout en restant incomplets dans les points les plus importants. Le seul traité qui, à ma connaissance, soit exempt de ce reproche est le petit ouvrage de Otto *(Instruction sur la recherche des poisons)*, dont le programme est peut-être renfermé dans des limites trop étroites. Les opérations chimiques et les procédés y sont aussi décrits avec une grande précision, et les différentes méthodes imaginées dans le même but sont jugées avec exactitude.

Les ouvrages complets, généralement si recherchés, sont au contraire un désavantage pour ce genre de travaux. Celui qui n'a pas d'expérience emploie la petite quantité de substance dont il dispose à une foule de réactions, dont la plupart ne réussissent pas du tout à cause de la dilution généralement très-grande et laissent par suite de l'incertitude, tandis que si l'expérience avait été effectuée à l'aide du meilleur moyen, elle aurait conduit à un résultat certain. Aussi est-il dans le plan de cet ouvrage de ne pas commencer par l'histoire de toutes les méthodes, mais d'exposer immédiatement le procédé maintenant reconnu comme le meilleur, en le prenant comme base de la décision capitale, et de ne mentionner au contraire qu'exceptionnellement les autres méthodes. Le nombre des poisons décrits dans les traités de toxicologie est devenu aussi grand, parce que dans certains cas des substances vénéneuses ont été ingérées par inadvertance, sans que même il y ait eu intention de produire un empoisonnement. Dans le suicide on peut employer comme poisons des substances qu'il est impossible d'administrer à un autre, à cause de leur odeur ou de leur goût. La détermination de ce genre de mort est importante pour les compagnies d'assurances sur la vie, qui, ainsi qu'on le sait, refusent avec raison de payer des primes dans les cas de suicide.

PARTIE GÉNÉRALE

OPÉRATIONS GÉNÉRALES PRÉLIMINAIRES.

Pour découvrir les poisons on a recours à toutes les opérations de la chimie analytique. Nous supposons que ces opérations sont connues. Quelques-unes seulement doivent être immédiatement décrites avec détails, parce qu'elles se répètent souvent : telles sont la dialyse et le traitement par l'hydrogène sulfuré.

Dialyse.

La conquête la plus importante qu'ait faite la toxicologie est la dialyse, ou séparation des substances cristallines d'avec les substances amorphes à l'aide d'une membrane; la découverte de cette méthode analytique a été faite par Thomas Graham en l'année 1861. Cette découverte trouve son application dans un grand nombre de recherches toxicologiques, lorsque le poison est déjà en contact avec le corps. La dialyse est basée sur ce fait, que toutes les substances complétement solubles dans l'eau, qui peuvent prendre la forme cristalline, passent à travers une membrane à texture serrée. Une vessie, un morceau d'intestin, un œsophage de bœuf, une couche de blanc d'œuf durci par la chaleur, mais surtout le papier-parchemin obtenu par l'action de l'acide sulfurique convenablement étendu, peuvent servir pour opérer la dialyse. Si l'on fait flotter sur de l'eau distillée un cercle sur l'un des côtés duquel est tendu du papier-parchemin humecté, que l'on fixe solidement avec une ficelle, et si maintenant on verse dans le vase ainsi obtenu des substances organiques et des substances inorganiques (des substances cristallines et des substances muqueuses), toutes les matières complétement solubles et cristallines se répartissent uniformément de chaque côté de la membrane, tandis que toutes les substances visqueuses, albumineuses, gélatineuses ne passent pas à travers cette membrane. C'est pour cette raison qu'on nomme *cristalloïdes* les matières qui traversent la membrane, et *colloïdes* (de colla, gélatine) celles qui ne la traversent pas. Évidemment la différence de cohésion réside dans cette circonstance, que les cristalloïdes sont complétement solubles dans l'eau, tandis que les colloïdes n'éprouvent qu'un gonflement au contact de l'eau, mais conservent encore assez de cohésion pour que des particules ne se séparent pas et ne puissent pas traverser la membrane. Lorsque des substances, que nous ne connaissons pas à l'état cristallin, comme l'acide chlorhydrique, l'acide azotique, passent à travers les membranes, nous pouvons conclure avec une grande probabilité que ces corps prendraient également la forme cristalline à des températures plus basses que celles que nous pouvons produire.

Dans tous les cas ces corps forment une solution complète, comme la solution d'autres acides auxquels nous connaissons une forme cristalline, comme par exemple l'acide sulfurique anhydre, l'acide sulfurique hydraté, l'acide oxalique et d'autres encore. Nous avons par conséquent, dans l'emploi d'une membrane dialysante, un moyen mécanique pour séparer des substances cristallines de substances non cristallines ou colloïdales. Cette propriété nous est très-utile en toxicologie, parce que tous les poisons métalliques, tous les alcaloïdes appartiennent aux corps cristallins, tandis que toutes les substances du corps animal, qu'elles soient solides ou liquides, appartiennent aux colloïdes. De même que le cristal, qui ne prend naissance que dans une solution complète, exclut toute idée de vie, de même toutes les parties du corps vivant exigent une certaine cohésion et une certaine insolubilité dans l'eau. La membrane dialysante nous démontre en maintes circonstances que ce qu'un examen superficiel nous fait regarder comme une solution n'en est point une, mais que même les substances liquides du corps, le sang, la bile, la salive, renferment surtout des substances colloïdales. Mais la dernière excrétion du corps, l'urine, contient des substances cristallines, l'urée et l'acide urique, et là aussi la vie a déjà disparu. Toute substance cristalline qui se dépose dans le corps lui-même ou dans ses cavités, n'est pas une partie du corps, mais une matière étrangère et un ennemi de la vie.

Pour expliquer clairement l'action de la dialyse, prenons le cas le plus simple, c'est-à-dire supposons que dans le *dialysateur,* c'est ainsi qu'on nomme généralement la membrane dialysante avec ses parois, il ne se trouve qu'une substance cristalline, par exemple du sel marin dissous dans l'eau, et que extérieurement il n'y ait que de l'eau pure. Si on laissait suspendu dans l'air le dialysateur plein de liquide, c'est à peine si au bout d'un long temps une goutte de liquide l'aurait traversé, si du moins la solution était concentrée. Si au contraire on fait flotter le dialysateur sur de l'eau distillée, même au bout de quelques instants on pourra découvrir dans le vase extérieur des traces de sel marin à l'aide de la solution d'argent. Il est par conséquent évident que l'eau extérieure, qui a pour le sel marin la même affinité que l'intérieure, est la cause qui provoque le passage du sel marin à travers la membrane. On désigne ce phénomène sous le nom de *diffusion.* Il est certain que le sel marin traverse la membrane; mais on ne sait pas si de l'eau passe aussi avec lui et si de l'eau extérieure pénètre dans le dialysateur. Avec des solutions salines concentrées, on remarque que le volume de la solution augmente, même à l'encontre de la loi de l'équilibre hydrostatique. On attribue cela à l'affinité du sel pour l'eau. Mais il pénètre toujours du sel dans le vase extérieur, et l'eau intérieure devient par suite plus étendue et l'extérieure plus concentrée, c'est-à-dire qu'elles se rapprochent toutes deux de plus en plus de l'égalité, et la diffusion continue jusqu'à ce que l'égalité des deux dissolutions soit établie. La cause de la diffusion est donc une inégalité de composition chimique, qui finit par être effacée complétement par la diffusion.

D'après ce qui précède, il est aisé de reconnaitre la différence qui existe entre la filtration et la dialyse. Dans la filtration le dissolvant passe à travers le filtre en même temps que le corps dissous, dans la dialyse le corps dissous passe seul sans le dissolvant. Les pores du filtre sont assez grands pour laisser passer le dissolvant et le corps dissous, et pour ne retenir que les corps plus volumineux, comme des précipités cristallins; un certain nombre de substances qui troublent la limpidité des liquides, comme le sulfate de baryte, l'acide titanique, l'acide molybdique, etc., fraîchement précipités à froid, passent au contraire à travers le filtre. Mais les pores du filtre ne sont pas suffisamment petits pour retenir un grand nombre de substances colloïdales, albumine, solution de gomme, tannin. Dans le filtre la pesanteur est la seule force motrice; dans la dialyse c'est l'inégalité chimique, lorsque la pesanteur est annihilée par l'égalité du niveau.

La diffusion doit par conséquent être terminée lorsque les liquides ont acquis des deux côtés de la membrane une composition semblable relativement aux cristalloïdes. Mais les colloïdes restent séparés d'un côté, et ne prennent pas part à la diffusion. En supposant que les deux liquides aient un égal volume, la moitié de tous les cristalloïdes a passé du dialysateur dans le liquide extérieur. Si l'on remplace le liquide extérieur par un égal volume d'eau pure, la moitié de la moitié, c'est-à-dire un quart des cristalloïdes a traversé la membrane lorsque la diffusion est terminée, de sorte que les trois quarts de la totalité de ces substances ont dialysé, et il en reste encore un quart dans le dialysateur. Si l'on continue de la même manière, après la troisième dialyse, il ne reste plus que $^1/_8$, puis $^1/_{16}$, $^1/_{32}$, $^1/_{64}$ et dans le dernier cas $^{63}/_{64}$ des cristalloïdes, par conséquent la presque totalité, auraient dialysé. Mais alors on a dissous les substances cristallines dans une très-grande quantité de liquide.

Si l'on prend le liquide extérieur en quantité plus grande que l'intérieur, la dialyse a lieu en peu d'opérations, mais avec une dilution plus forte. Si le volume du liquide extérieur était quatre fois plus grand que celui de l'intérieur, il resterait après la première opération $^1/_5$ dans le dialysateur, après la seconde $(^1/_2)^2$ ou $^1/_{25}$, après la troisième $(^1/_5)^3 = ^1/_{125}$, après la quatrième $(^1/_5)^4 = ^1/_{165}$, etc.

Mais on procédera rarement de cette manière, parce que, en général, la dialyse ne donne pas un résultat quantitatif, mais seulement un résultat qualitatif, et on se contentera ordinairement de deux opérations.

Différentes formes de dialysateurs.

On obtient une des formes les plus ordinaires en étendant sur un cercle de gutta-percha ou un cylindre de verre un morceau de papier-parchemin humide. On s'assure d'abord si ce dernier ne présente pas de petites ouvertures en l'examinant par transparence, on l'humecte des deux côtés avec une éponge, et ensuite on le tend sur le cylindre ou le cercle aussi fortement que sa résistance le permet. On applique aussi exactement que possible la partie qui dépasse sur les parois latérales du cylindre, on la fixe par plusieurs tours d'une forte ficelle, on tend le papier au-dessous de celle-ci et on termine la ligature par un nœud. On se procure souvent le cylindre de verre en se servant de gobelets ou de flacons brisés involontairement, que l'on coupe circulairement à l'aide d'un charbon et qu'ensuite on polit sur un grès avec du sable fin.

Le dialysateur en gutta-percha est représenté flottant dans son vase par la figure 1 (p. 20). Il est convenable que le dialysateur ne plonge pas au-dessus du bord libre du papier-parchemin,

afin que le liquide ne puisse pas passer dans l'appareil sans
traverser la membrane.

La figure 2 représente une deuxième forme faite avec un
gobelet de verre dont le fond a été détaché. Cette forme est
la plus commode et la plus facile à maintenir suspendue. On
peut aussi faire reposer le dialysateur sur une croix (fig. 3)
ou sur un triangle (fig. 4), qu'il est facile de confectionner
avec des tubes thermométriques.

On peut aussi employer avec avantage des flacons dont on
a détaché le fond et poli les bords. Le rétrécissement qui se

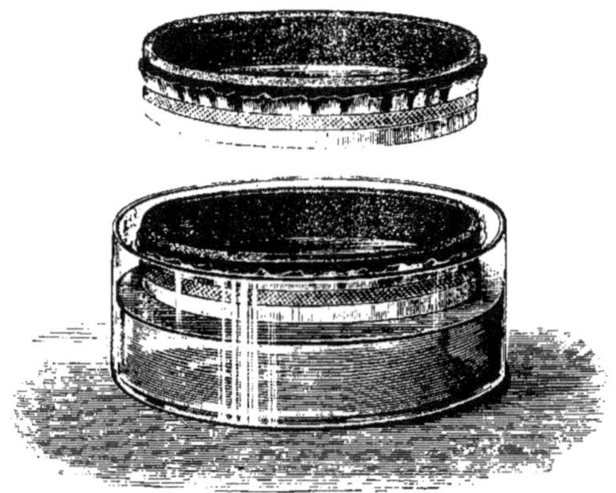

Fig. 1. — Dialysateur en gutta-percha.

trouve au niveau du col permet de faire flotter l'appareil avec
facilité (fig. 5 et 6, p. 22). Pour enlever le liquide extérieur
et le renouveler, on se sert d'un petit siphon de verre dont la
longue branche est munie d'un robinet à pince (fig. 7, p. 23).
Pour la première fois, on remplit d'eau le siphon à l'aide d'une
fiole à jet, et alors, en ouvrant le robinet, l'écoulement du
liquide commence immédiatement ; après l'avoir ainsi rempli,
on le suspend à un clou, afin de s'en servir ultérieurement
pour la même opération. Entre deux opérations différentes il
doit être nettoyé avec soin.

A la place du papier-parchemin on peut aussi employer

avec les appareils précédents une vessie humectée ou un morceau d'intestin lié aux extrémités. L'usage d'une vessie ou d'un fragment d'intestin a cependant des inconvénients, parce

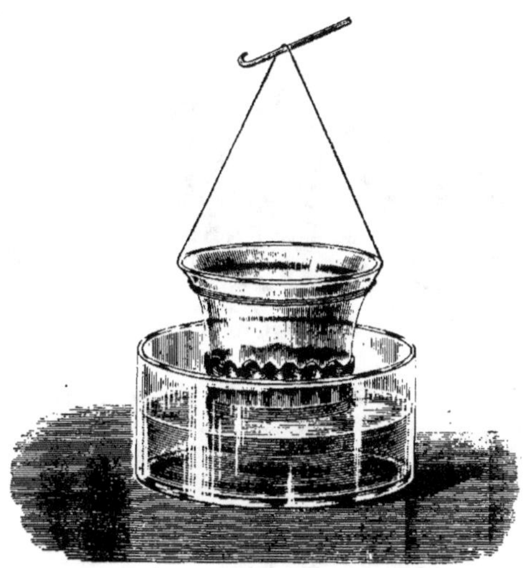

Fig. 2. — Dialysateur avec un gobelet de verre.

que ces membranes se putréfient très-promptement en dégageant une odeur repoussante. De l'eau pure, où ne se trouve

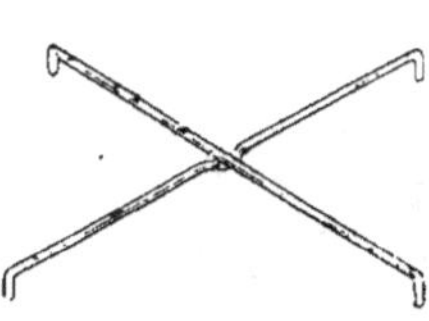

Fig. 3. — Croix de verre.

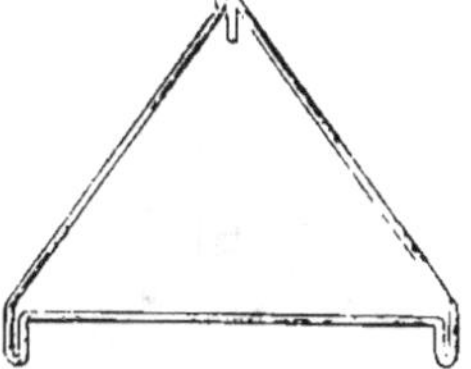

Fig. 4. — Triangle de verre.

que la membrane intestinale remplie avec de l'eau, se trouble au bout de quelque temps, et l'opération dialytique est ainsi en partie compromise. Aussi ne peut-on généralement, pour ces raisons, que détourner de l'emploi des membranes ani-

males. Comme toutes les méthodes mentionnées précédemment supposent que l'on est en possession de certains appareils, de cercles en gutta-percha et de flacons sans fond, que

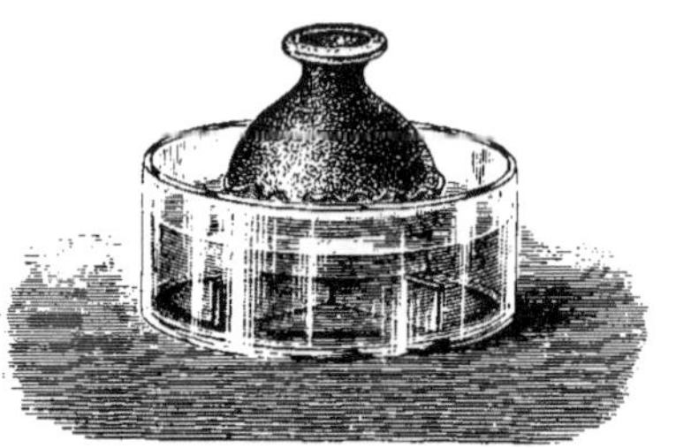

Fig. 5. — Dialysateur avec un flacon.

l'on n'a pas toujours sous la main, il est désirable d'avoir
un dispositif qui n'exige rien autre chose qu'un verre à boire

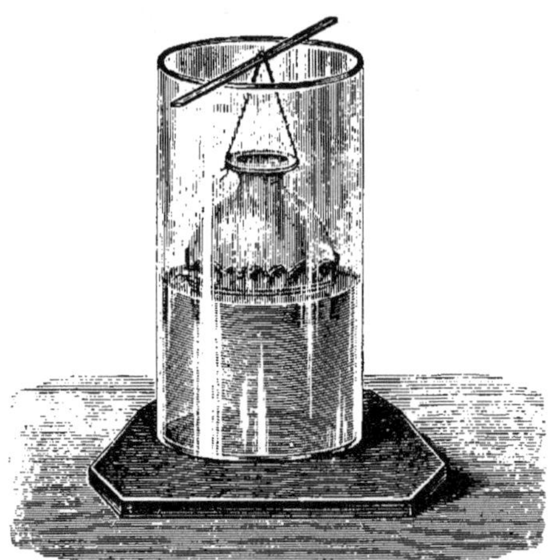

Fig. 6. — Dialysateur avec un flacon.

ou un gobelet de verre ordinaire. C'est ce que l'on peut
obtenir avec un papier-parchemin en forme de filtre à plis.
On humecte le papier des deux côtés à l'aide d'une éponge,
pour le rendre plus flexible, et ensuite on le plie suivant les

règles de l'art, après quoi on coupe la partie supérieure. On ouvre bien le filtre et on le place dans un verre à boire en appuyant les plis sur les parois du vase, qui ne doit être qu'un peu plus bas que le filtre (fig. 8); maintenant on verse les deux liquides, en commençant par l'extérieur, de façon que le niveau soit toujours à peu près à la même hauteur en dedans et en dehors du filtre. La dialyse s'effectue avec

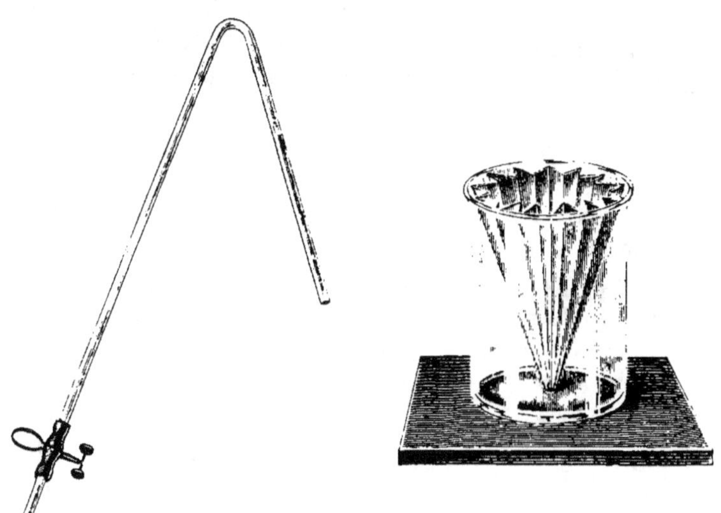

Fig. 7. — Siphon.   Fig. 8. — Filtre-dialyseur.

une très-grande rapidité, parce qu'aucun autre appareil n'offre une surface de membrane active sous un volume aussi petit. Lorsque le papier est fort, on peut enlever le filtre sans le déchirer. Le liquide dialysé peut aussi être facilement décanté entièrement à l'aide d'une pipette ou d'un petit siphon de verre (fig. 7) et remplacé par de l'eau pure pour la deuxième opération. Enfin, Guignet[1] a recommandé pour la dialyse l'emploi de petits vases poreux en porcelaine

[1] Fresenius, *Zeitschrift für anal. Chemie*, II, 61.

dégourdie, comme ceux dont on se sert pour piles à deux liquides. On place un pareil vase dans un vase de verre cylindrique d'égale hauteur et l'on verse les deux liquides également à la même hauteur. Il recommande ces vases comme tout à fait convenables. Du sucre et de la gomme ont été séparés de telle sorte que le sucre dialysa dans le vase extérieur, sans qu'il passât de la gomme ; il sépara de la même façon du chromate de potasse et du caramel. Les vases poreux ne sont pas partout aussi faciles à se procurer que le papier-parchemin et la vessie, et ils devront être employés bien plus rarement, parce qu'ils ne présentent pas de réels avantages.

Pendant que les cristalloïdes sont séparés des colloïdes, par la membrane, il se produit dans l'intérieur du dialysateur exactement la même chose, lorsqu'il y a beaucoup d'albumine, de fibrine, de pectine et d'autres substances colloïdales. Entre les différents points du mélange intérieur les phénomènes se répètent comme sur la membrane. La viscosité du liquide rend le mouvement moins facile, et il s'écoule nécessairement un certain temps avant que le corps cristalloïde se soit frayé une voie jusque sur la membrane, ce qui est d'autant plus long que le liquide est plus épais. Pour cette raison, on cherche à donner au liquide intérieur une mobilité aussi grande que possible, en séparant toute l'albumine par digestion avec de l'acide chlorhydrique et transformant les substances amylacées en sucre plus fluide. De même une agitation fréquente du liquide ne pourra agir favorablement que si l'on éloigne de la membrane les parties épuisées et si en même temps on en rapproche celles qui sont les plus saturées.

Opérations dialytiques.

Pour avoir une idée nette sur les applications de la dialyse, il est convenable d'examiner avec attention quelques-unes des opérations dialytiques les plus importantes. Si l'on mélange peu à peu une solution très-étendue de verre soluble avec de l'acide chlorhydrique, jusqu'à ce que le liquide rougisse le papier de tournesol, il ne se précipite pas de silice gélatineuse, à un degré suffisant de dilution, mais tout reste dissous en apparence. Si l'on introduit ce liquide dans l'appareil dialytique, et si l'on renouvelle l'eau extérieure tant que l'argent indique la présence de traces de chlore, on obtient une silice tout à fait fluide, qui cependant n'est point une solution complète. Elle se conserve longtemps dans cet état, mais elle finit par se prendre en gelée. C'est l'opale proprement dite, tandis que le cristal de roche s'est formé aux dépens d'une solution véritable.

L'albumine de l'œuf et celle du sang peuvent être débarrassées par la dialyse de tous leurs sels solubles, et obtenues ainsi à l'état pur. De même toutes les parties vivantes du corps, comme le sang, la fibrine du sang, la fibrine musculaire, le cerveau, la substance nerveuse, la bile, le liquide pancréatique, le chyme, le chyle, le lait, la salive, sont des substances colloïdales qui ne traversent pas la membrane. Mais, lorsque dans le corps même ces substances passent à travers de pareilles membranes, nous devons admettre qu'elles prennent d'une manière passagère la forme de solutions complètes et qu'elles deviennent cristalloïdes. Dans l'acte de la digestion on les nomme peptones.

Parmi les matières végétales, l'amidon transformé en empois par ébullition, la dextrine, la gomme arabique et la gomme de Bassora, la gomme de cerisier, le caramel, le tannin, la pectine et toutes les substances dites extractives appartiennent aux substances colloïdales. Parmi ces substances la gomme arabique, le caramel, le tannin, les matières extractives ne devraient pas être regardés tout d'abord comme des colloïdes, parce qu'elles nous semblent être des dissolutions complètes. Mais l'expérience en a décidé autrement.

La diffusion est favorisée par la chaleur, et les séparations se font à une température élevée plus rapidement qu'à une basse température. Mais lorsqu'on a affaire à des substances animales qui sont sujettes à la putréfaction, il vaut mieux employer un peu plus de temps que de favoriser une séparation par la chaleur. La dialyse offre ce précieux avantage, que l'on peut effectuer la séparation des cristalloïdes sans introduire un corps étranger, de sorte que les liquides employés restent toujours à l'état naturel. On sait qu'un grand nombre de substances empêchent complétement certaines précipitations chimiques ou tout au moins modifient essentiellement le phénomène. Avec la dialyse on a encore l'avantage d'obtenir immédiatement à l'état pur la substance inorganique séparable ou la substance organique cristalline et vénéneuse, de sorte que l'on peut la traiter par les réactifs ordinaires et que les précipités obtenus sont immédiatement assez purs pour pouvoir être soumis aux essais ultérieurs.

Les substances colloïdales sont en général insipides, et tous les cristalloïdes, excepté l'eau, ont une saveur. Si, par exemple, le tannin n'est pas insipide, il est à remarquer qu'il n'est pas complétement colloïde, mais qu'il possède une très-faible diffusibilité et que son goût ne se manifeste qu'après un certain temps, de sorte que l'on devrait attribuer à l'action de la salive la transformation du colloïde en cristalloïde. Évidemment le sulfate et le carbonate de chaux, le spath pesant et le spath-fluor, et beaucoup d'autres substances, sont des cristalloïdes ; mais si on ne peut leur découvrir aucune saveur, cela tient à ce que ces corps sont difficilement solubles ou insolubles et à ce que trop peu de particules arrivent en même temps au contact de l'organe du goût. Le manque de saveur des colloïdes peut également être dû à leur insolubilité.

A l'aide de la dialyse on est parvenu à préparer quelques substances dans un état que l'on ne connaissait pas auparavant.

Le chlorure d'aluminium neutre ($Al^2 Cl^3$) traverse la membrane du dialysateur sans se décomposer. Mais si auparavant on y dissout une certaine quantité d'alumine hydratée pure, on obtient une combinaison soluble dans l'eau, qui est du chlorure d'aluminium basique. Ce dernier passe très-facilement à travers un filtre, mais non à travers une membrane dialysante; il ne passe que du chlorure d'aluminium, et l'alumine en solution dans l'eau reste dans le dialysateur. La dialyse indique donc une différence entre des choses que nous considérions comme des dissolutions. En changeant l'eau plusieurs fois dans le vase extérieur, on peut enlever tout le chlore au liquide contenu dans le dialysateur, ce qui, il est vrai, exige vingt-cinq jours. En outre, l'alumine se coagule quelquefois avant que tout le chlore soit enlevé, elle devient gélatineuse, et dans cet état il est évident qu'elle ne peut pas se diffuser. Nous avons, par conséquent, l'alumine sous deux états dans lesquels elle n'est pas diffusible : dans l'un elle forme une solution limpide, sans être une solution véritable, mais dans l'autre elle constitue une masse gélatineuse. Cette dernière ne traverse ni un filtre ni une membrane, la solution limpide ne passe pas à travers la membrane; enfin le troisième état, la solution dans les acides, traverse le filtre et la membrane. La gomme arabique et la gomme du Sénégal se comportent aussi d'une manière analogue : toutes deux elles ne sont pas diffusibles, et seule la gomme arabique offre une solution apparente.

Avec le perchlorure de fer basique on obtient par dialyse un peroxyde de fer dissous dans l'eau et de couleur rouge très-foncé, même si l'hydrate de peroxyde de fer dissous ne s'élève qu'à 1 %. En outre, l'acide chlorhydrique passe presque seul à travers la membrane, et le liquide se conserve à peu près transparent pendant environ trois semaines, mais ensuite il devient de lui-même gélatineux comme l'alumine.

L'encre bleue préparée avec de l'acide oxalique et du bleu de Berlin est un colloïde, qui ne laisse passer que l'acide oxalique. De même un sel de cuivre rendu non précipitable par addition de sucre, après addition d'un alcali, est un colloïde : le sucre traverse la membrane, et un sel basique de cuivre avec la moitié de son poids de sucre se sépare facilement à l'état gélatineux. Relativement aux corps organiques, dont il peut être question, nous ferons encore les remarques suivantes :

Le *tannin*, qui, comme on le sait, n'offre pas de traces de cristallisation, passe très-lentement à travers la membrane, à peu près 200 fois moins vite que le sel marin.

La *gomme arabique* se diffuse moitié plus lentement que le tannin. Si elle est mélangée avec des cristalloïdes, sa diffusibilité est encore plus diminuée, elle finit même par disparaître.

La gomme végétale, qui est du gommate de chaux, peut être purifiée par dialyse, si on la mélange avec de l'acide chlorhydrique et la soumet à la dialyse. La teneur en cendre diminue de plus en plus. La gomme qui reste ou l'acide gommique a une réaction faiblement acide, comme l'acide carbonique. Le gommate de potasse perd sa potasse par diffusion, et l'acide gommique devient libre et a une réaction acide faible. Ce corps, chauffé à 100°, devient insoluble dans l'eau, mais s'y gonfle comme la gomme adragante.

La *dextrine* se diffuse très-faiblement, un peu plus facilement que la gomme. Tous les mucilages végétaux obtenus avec le salep, le psyllium, la graine de lin, les semences de coings, le lichen d'Islande, le carragaheen, etc., sont des substances colloïdales.

Le *caramel* ou sucre brûlé est, à l'état pur, dépourvu de saveur et offre une réaction neutre. Préparé en chauffant du sucre à 210° ou 220°, il contient quelques matières colorantes intermédiaires qui se diffusent ; de même la membrane dialysante est aussi traversée par tout le sucre non altéré qui lui donnait sa saveur sucrée. Une solution à 10 % de caramel purifié forme une gelée tremblotante qui est soluble dans l'eau froide et dans l'eau bouillante, mais ne se diffuse pas. Desséché jusqu'à 120°, il forme une masse noire, qui est insoluble dans l'eau.

L'*albumine* ne se diffuse pas. Si on y ajoute de l'acide acétique, on peut lui enlever en trois ou quatre jours, à l'aide du dialysateur, ses éléments minéraux. Bien que l'acide acétique se diffuse, elle conserve cependant une réaction faiblement acide et coagule le lait. Elle n'a pas perdu son soufre. Tous les autres éléments liquides et solides du corps, les sucs, les décoctions des parties solides, l'osséine et la cartilagéine, sont avant et après l'ébullition des substances colloïdales.

Nous avons examiné avec autant de développement les opérations dialytiques, afin de n'avoir à dire que peu de chose à propos de chaque substance en particulier. On doit aussi décider dans quel cas la dialyse doit être employée, suivant les circonstances qui se présenteront à chaque fois. On évitera la dialyse, lorsqu'on pourra se contenter d'autres opérations chimiques et de la filtration, parce qu'elle exige beaucoup de temps et ne permet pas une séparation complète.

Traitement par l'hydrogène sulfuré.

La précipitation ou l'essai par l'hydrogène sulfuré est une opération qui se rencontre dans presque tous les travaux toxicologiques. Les moyens employés dans ce but sont généralement connus, mais fréquemment ils sont appliqués d'une manière très-défectueuse. Pour produire un dégagement d'hydrogène sulfuré, on se sert le plus souvent de sulfure de fer; mais comme ce dernier a très-facilement une mauvaise composition, le gaz dégagé n'est pas pur, il renferme de l'hydrogène libre, dû à la présence constante dans le sulfure d'une certaine quantité de fer non sulfuré. La présence d'un gaz permanent offre ce grave inconvénient, qu'une grande quantité d'hydrogène sulfuré traverse le liquide sans être absorbé. On dit souvent dans les ouvrages de toxicologie qu'il faut faire passer pendant 12 ou 24 heures un courant d'hydrogène sulfuré à travers un liquide. C'est employer du temps, de la peine et du réactif en pure perte, car dans tous ces cas, il ne s'agit de précipiter que des quantités de substance extrêmement faibles, qui peuvent être séparées tout aussi sûrement par la proportion équivalente de gaz que par une quantité cent fois plus grande.

Lorsqu'on dégage de l'hydrogène sulfuré, en traitant le sulfure de fer par de l'acide chlorhydrique ou sulfurique, il se produit une projection constante de petites bulles, qui, entraînées par un fort courant gazeux, peuvent facilement

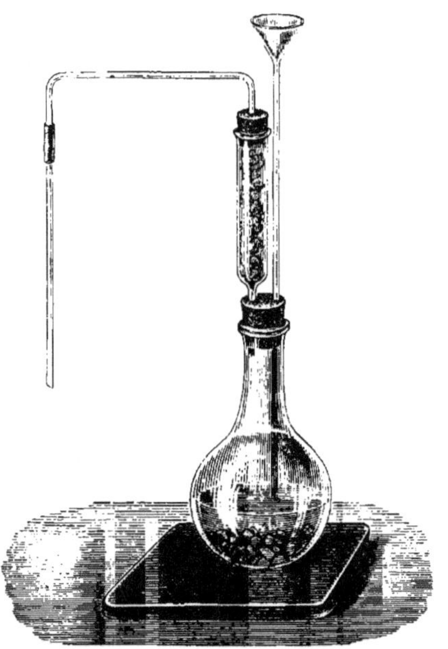

Fig. 9. — Appareil à hydrogène sulfuré.

arriver dans le liquide à analyser. On doit se mettre à l'abri de cette introduction d'un corps étranger, ne serait-ce que du sulfate de fer. On emploie à cet effet un tampon de coton ou d'amiante, que l'on place dans un petit tube (fig. 9). Le vase où se fait la réaction est muni d'un bouchon de caoutchouc percé de deux trous, dont l'un est traversé par un tube à entonnoir un peu recourbé inférieurement, et l'autre par un tube dit à chlorure de calcium, pourvu d'un ajutage. Même

si ce tube est vide, il est presque suffisant pour empêcher
la projection, à cause du ralentissement du courant gazeux
produit par un grand diamètre. Pour plus de sûreté, on le
remplit avec du coton, du coton-poudre ou de l'amiante, qui
serre peu, afin que le courant gazeux puisse passer encore
avec facilité. Le tube de verre deux fois recourbé s'adapte
dans ce tube également à l'aide d'un bouchon de caoutchouc,
et l'extrémité du tube de dégagement, qui doit plonger dans
le liquide à essayer, est faite de deux pièces reliées entre
elles par un petit morceau de tube de caoutchouc. Cette disposition offre cet avantage, que l'on peut enlever le tube et
le nettoyer des deux côtés à l'aide d'une plume, ou le remplacer facilement par un autre morceau de tube de verre.
C'est ce que l'on doit faire dans toutes les opérations importantes. Le dégagement du gaz ne doit jamais être assez
tumultueux pour que le liquide s'échauffe. Pour produire
un courant continu, on prend de gros fragments de sulfure
de fer et de l'acide sulfurique étendu chaud.

On obtient un hydrogène sulfuré très-pur avec le sulfure
de baryum, que l'on peut préparer facilement. Le spath
pesant du commerce, finement moulu, est très-commode pour
cela. On le mélange intimement avec environ $^1/_4$ de poudre
de charbon de bois fine et $^1/_8$ de farine de seigle, et l'on
pétrit le tout avec de l'eau chaude de manière à obtenir
une masse malléable, avec laquelle on moule des cylindres
de 3 à 4,5 centimètres de diamètre sur 12 à 15 de hauteur.
On laisse sécher ces cylindres, on les recouvre d'une
couche mince d'argile en les plongeant dans une bouillie
de cette matière et on les dessèche complétement. Pour
calciner les cylindres dans un grand creuset, on remplit
les vides avec de la poudre de charbon grossière, on fixe
le couvercle avec une bouillie d'argile, et dans un bon
fourneau à vent on chauffe le creuset au rouge pendant plusieurs heures avec un feu vif de coke; enfin, lorsque le fourneau est encore chargé de charbon, on ferme toutes les
ouvertures au-dessus et au-dessous de la grille, et on laisse

cuire complétement, puis refroidir. La couche d'argile se
détache facilement du cylindre, et on conserve les morceaux
calcinés dans des flacons à l'émeri à large ouverture ou dans
des boîtes de fer blanc munies d'un couvercle fermant bien.

Si l'on n'a pas chauffé assez fortement, il se forme un
mélange de bisulfure de baryum et de baryte, qui, il est
vrai, dégage aussi de l'hydrogène sulfuré, mais qui en même
temps laisse séparer du soufre et exige pour sa décomposition une quantité plus grande d'acide chlorhydrique.

On emploie le sulfure de baryum en gros morceaux, que
l'on arrose d'abord avec de l'eau, et desquels on dégage de
l'hydrogène sulfuré en ajoutant de l'acide chlorhydrique
brut. Il se dégage abondamment et assez longtemps un gaz
très-pur, qui ne renferme pas d'arsenic, même si l'acide
chlorhydrique en contenait.

Les précipitations par l'hydrogène sulfuré ne doivent jamais
être effectuées dans des éprouvettes ou des gobelets de verre ou-
verts et entièrement pleins, on doit toujours se servir de flacons
d'une capacité beaucoup plus grande que le volume du liquide.

Lorsqu'on a affaire à un liquide dialysé, on l'introduit dans
le flacon et on y fait passer un fort courant d'hydrogène
sulfuré, jusqu'à ce que la présence de ce gaz dans le col du
flacon soit parfaitement évidente. On enlève ensuite l'appareil à hydrogène sulfuré, et l'on plonge l'extrémité du tube
de dégagement dans un autre flacon contenant un peu d'eau
distillée; après avoir bouché le vase à absorption, on le
retourne et on l'agite avec soin. On ouvre de nouveau le vase,
on y introduit le tube de dégagement et on recommence à
agiter une deuxième fois. Si maintenant l'air du flacon a
encore une forte odeur d'hydrogène sulfuré, la précipitation
est complète. S'il ne se forme pas un précipité très-volumi-
neux, la première agitation était suffisante. On ferme le
flacon à absorption avec son bouchon, et on l'abandonne à lui-
même pendant un certain temps. Lorsqu'on l'ouvre, il doit
encore avoir une forte odeur du gaz. En faisant passer un
courant d'hydrogène sulfuré pendant douze ou vingt-quatre

heures on n'obtient pas un meilleur résultat qu'en agitant deux fois à cinq minutes d'intervalle et laissant reposer.

Un grand nombre de sulfures métalliques ne prennent une consistance solide qu'au bout de quelque temps. Pour cette raison on doit donner à l'action le temps de se produire et en même temps on fera bien de la favoriser à l'aide d'une douce chaleur. Le sulfure de cuivre fraîchement précipité colore l'eau en brun foncé. Par le repos ou plus rapidement par l'agitation, il se réunit tout entier en flocons, et l'eau redevient parfaitement claire et incolore. Le sulfure de fer colore le liquide en vert pendant un certain temps, et il ne se réunit que peu à peu en flocons noirs. Il faut donc abandonner au repos, pendant un certain temps, toute précipitation avec l'hydrogène sulfuré; le sulfure métallique se rassemble alors au fond du vase et est plus facile à reconnaître.

La préparation du gaz hydrogène sulfuré avec le sulfure de baryum ne peut être faite que *ex tempore,* parce que la combinaison, une fois humectée, se décompose. C'est aussi pour cela qu'on fera bien de ne pas introduire dans l'appareil plus de substance qu'il n'en faut pour l'opération à exécuter.

Pour obtenir le gaz avec des appareils à dégagement toujours prêts, on ne peut employer que le sulfure de fer fondu. On a donné plusieurs formes à ces sortes d'appareils. L'appareil de Kipp, représenté par la figure 10 (p. 34), offre une action de longue durée et permet de préparer de grandes quantités de gaz, mais il ne se conserve bon que lorsque tous les joints sont parfaitement fermés, parce qu'il y règne une très-haute pression. S'il y a la moindre fuite dans la partie où se produit le gaz, celui-ci se dégage et le sulfure de fer est le jour et la nuit en contact avec l'acide, qui le décompose rapidement. Si alors on veut se servir de l'appareil, l'acide est saturé ou le sulfure de fer a disparu. Avant de verser l'acide chlorhydrique dans l'appareil, le sulfure de fer y ayant déjà été introduit en morceaux aussi gros que possible, on doit remplir l'appareil avec de l'eau et s'assurer, en collant un papier

gommé muni d'une marque sur le vase supérieur, si le liquide
ne s'abaisse plus dans ce dernier. Si on remplit le vase jusqu'en haut dans le col étroit, on peut observer la disparition
du gaz en quelques minutes, tandis qu'il faut un temps plus
long si le liquide ne s'élève que dans la partie la plus large de
la boule supérieure. Lorsque l'appareil ferme bien et qu'il est

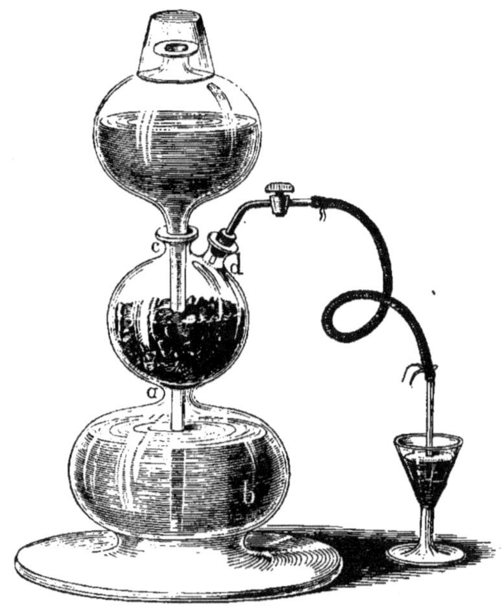

Fig. 10. — Appareil de Kipp.

chargé avec du sulfure de fer dense et de l'acide chlorhydrique brut à demi étendu, il peut servir tous les jours pendant une année entière.

La figure 11 représente une modification de cet appareil,
facile à construire. Il se compose de pièces que l'on peut se
procurer chez tous les marchands d'appareils de chimie. Le
tube e contient une dissolution de carbonate de soude. En a
est un petit tube de verre ouvert et rempli avec du coton; il
est destiné à empêcher la projection. En A se trouve du sul-

fure de fer en gros fragments. Quand on ne se sert pas de
l'appareil, on pose le vase B sur la table, ou un peu plus bas
que A, afin qu'il ne se produise pas de pression en A.

L'appareil de Babo (fig. 12, p. 36) est aussi une forme très-
commode. Deux ballons de verre d'égale grandeur et communiquant l'un avec l'autre sont supportés par un cadre en bois

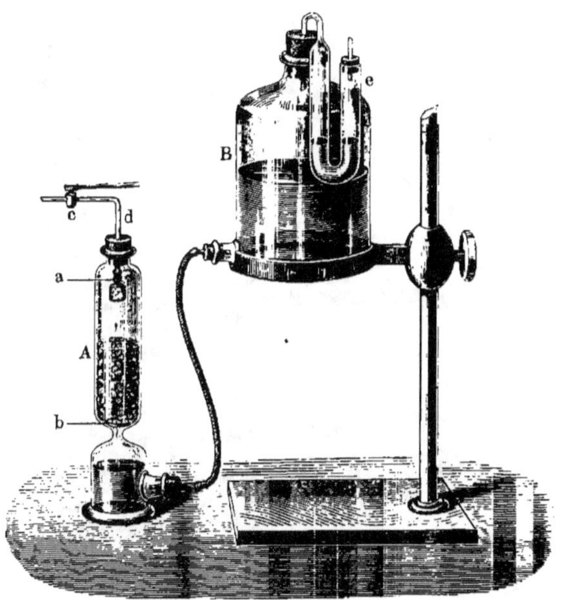

Fig. 11. — Appareil à hydrogène sulfuré.

mobile autour d'une vis. A gauche se trouve le sulfure de fer
et dans le ballon de droite l'acide. Si on laisse dégager le gaz
du côté gauche, l'acide s'abaisse à droite et arrive sur le sulfure
de fer, et le dégagement gazeux recommence. Après qu'on
s'est servi de l'appareil, on place le vase de gauche contenant le sulfure de fer un peu plus haut que celui de droite,
de façon que le gaz ne se trouve pas sous une pression plus
haute que celle de l'atmosphère. La tension intérieure ne produit alors aucun dégagement gazeux.

On a encore proposé un certain nombre de petits appareils
permanents pour la préparation de l'hydrogène sulfuré, qui
tous sont montés avec du sulfure de fer[1]. On peut construire un appareil très-simple avec un tube de verre et une
éprouvette (fig. 13). On prend un gros tube offrant un rétrécissement à sa partie inférieure et on adapte dans son orifice
supérieur un bouchon de caoutchouc traversé par un tube deux

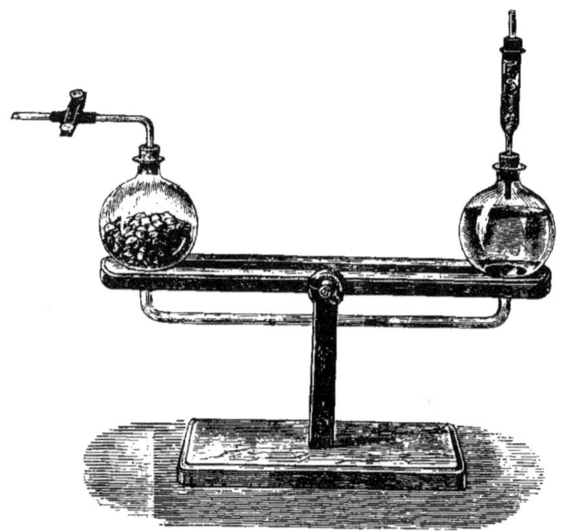

Fig. 12. — Appareil de Babo.

fois recourbé; le tube de dégagement peut être fermé à l'aide
d'un robinet à pince ou d'un robinet de verre. Lorsqu'on
ouvre ce dernier, à l'aide d'une petite clef de bois, le gaz se
dégage sans interruption. Après qu'on s'est servi de l'appareil, on remonte le tube dans le bouchon, qui ne ferme pas
hermétiquement l'éprouvette, de façon que la pointe inférieure de l'étranglement plonge encore dans l'acide; le frottement du tube dans le bouchon doit être suffisant pour que
celui-là puisse se maintenir à n'importe quelle hauteur.

[1] Voyez Fresenius, *Zeitschrift für anal. Chemie*, III, p. 295 et 358.

Dans la plupart des cas, notamment dans tous les essais avec l'hydrogène sulfuré, où l'on n'opère qu'avec de petites quantités de substance, on n'a pas besoin d'un courant gazeux, si l'on a préparé d'avance une solution saturée

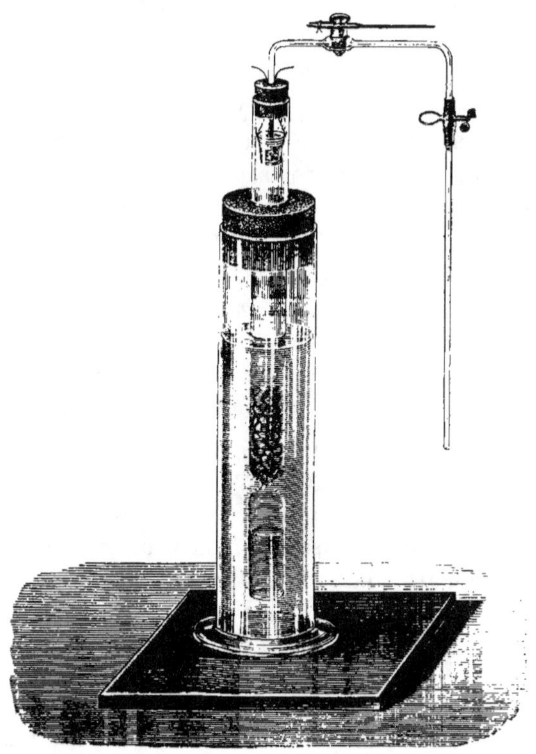

Fig. 13. — Appareil à hydrogène sulfuré.

d'hydrogène sulfuré. Dans ce but, on prend de l'eau distillée bouillie, que l'on a laissé refroidir dans un vase fermé. On verse cette eau dans deux petits flacons munis de bouchons de verre en ne les remplissant qu'à moitié; avec du sulfure de baryum on produit un fort dégagement d'hydrogène sulfuré, et l'on fait passer le gaz dans l'un de ces flacons, jusqu'à ce qu'il sente fortement jusqu'au col. On place ensuite le tube de dégagement dans le deuxième flacon, pendant que l'on agite le premier vigoureusement. Maintenant, on remet le tube de dégagement dans le premier flacon, on agite le second et ainsi de suite, jusqu'à ce que, en retirant légèrement le bouchon, il ne pénètre plus de bulles d'air dans le flacon maintenu renversé. L'eau saturée ainsi préparée est versée dans de petits flacons, que l'on remplit de façon à ne laisser que la place du bouchon, sans y enfermer d'air. On conserve les flacons dans un pot de grès, qui est entièrement rempli d'eau. Lorsqu'on veut faire usage de la solution on ne porte à la fois qu'un seul flacon dans le laboratoire, on le tient renversé dans un verre à demi plein d'eau et en le préservant autant que possible du contact de l'air.

Les opérations avec l'hydrogène sulfuré, qui sont si désagréables, sont beaucoup simplifiées à l'aide de cette préparation. Pour les petites quantités de substances vénéneuses, qui se rencontrent ordinairement dans ces cas, cette eau est tout à fait suffisante, si l'on a pris soin qu'elle ne renferme pas d'acide azotique, d'acide arsénique ou d'acide chlorique, dont la présence doit toujours être évitée. On effectue la précipitation dans un vase que l'on peut fermer et que l'on remplit jusqu'au quart avec les substances. Après avoir placé le bouchon, on peut mettre le mélange en digestion en plongeant le vase dans l'eau chaude.

Décantation des liquides clairs à l'aide du siphon.

On obtient un siphon convenable pour cet usage avec un tube de verre de 3 à 4 millimètres de diamètre intérieur. On courbe court la courte branche et l'on donne à la plus longue une longueur égale à une fois et demie celle de la plus courte. La longue branche est munie d'un tube de caoutchouc et d'un robinet à pince, ainsi que d'un tube d'écoulement d'un diamètre égal à celui du siphon (fig. 14).

Lorsqu'on veut s'en servir, on remplit le siphon avec de l'eau distillée, en ouvrant le robinet à pince et faisant couler l'eau d'un robinet dans le siphon maintenu renversé. Après avoir fermé le robinet à pince, on peut suspendre à un clou le siphon rempli. L'eau ne peut pas sortir par la courte branche, parce que l'air ne peut pas pénétrer dans le tube avec l'eau.

Lorsque le siphon contient un autre liquide, que l'on veut expulser, on maintient le siphon dans un vase avec de l'eau et on ouvre le robinet à pince. En traversant le siphon l'eau lave celui-ci, on le ferme ensuite avec le robinet à pince avant qu'il pénètre des bulles d'air. Lorsqu'on veut se servir de l'instrument, on pose le vase contenant le liquide à séparer à une certaine hauteur et l'on place un vase vide sous la longue branche. Avec la main gauche on approche le siphon tout près du précipité, et avec la main droite on ouvre le ro-

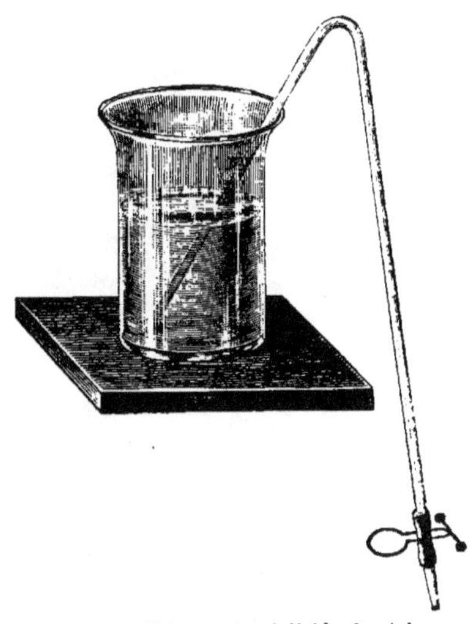

Fig. 14. — Décantation à l'aide du siphon.

binet à pince. Vers la fin, on laisse ce dernier se fermer un peu, ce qui ralentit l'écoulement, et de cette façon le liquide clair qui surnage est presque entièrement éliminé,. sans que le précipité soit entraîné.

A l'aide de cette opération on épargne beaucoup de temps, parce que les liquides provenant de substances animales filtrent très-lentement et bouchent presque complétement le filtre.

De cette façon on sépare facilement la grande masse des

liquides qui surnagent les combinaisons sulfurées précipitées, les précipités des alcaloïdes obtenus avec la solution d'iode ou l'acide phosphomolybdique ou l'iodure de mercure et de potassium, etc.

Séparation de deux liquides.

Cette opération s'effectue de la manière la plus facile à l'aide de la fiole à séparation. Un petit ballon à fond plat est

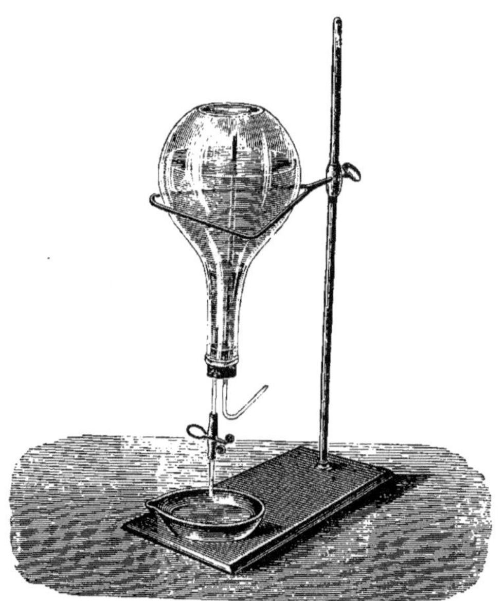

Fig. 15. — Séparation de deux liquides.

muni d'un bouchon percé de deux trous, dont l'un est traversé par un tube, qui laisse pénétrer l'air dans le ballon renversé (fig. 15) : ce tube se prolonge jusque dans le voisinage du fond du ballon ; l'autre tube ne dépasse que très-peu l'extrémité intérieure du bouchon, et il est muni extérieurement d'un robinet à pince ou d'un robinet de verre, qui est préférable à cause de sa transparence. En réglant convenablement le robinet on peut faire écouler le liquide inférieur jusque dans la pointe du tube effilé. Cet appareil sert principalement pour séparer d'avec l'eau des liquides éthérés, ainsi que des solutions dans la benzine et dans le chloroforme.

Séparation des précipités des filtres.

Cette opération se rencontre dans un grand nombre de recherches. Lorsqu'un précipité peu abondant s'est desséché

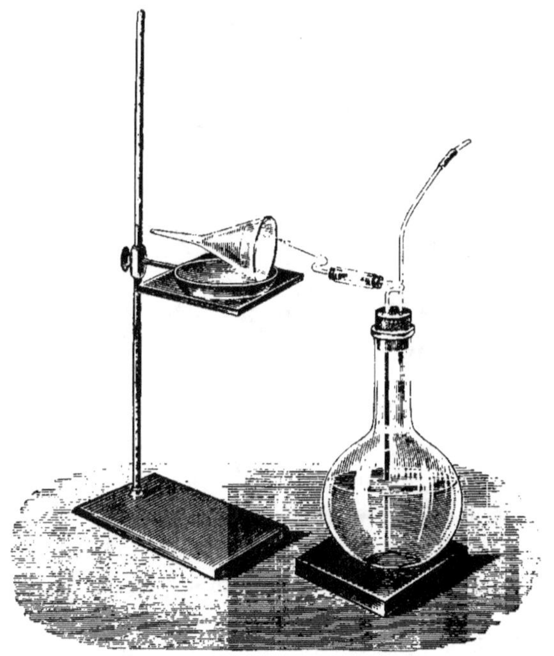

Fig. 16. — Séparation des précipités des filtres.

sur le filtre, on ne peut pas l'enlever sans perte ou sans entraîner des fibres du papier. Afin de pouvoir exécuter ultérieurement cette opération d'une manière convenable, il faut

tenir compte des observations suivantes. On doit prendre du
papier à filtrer lisse et appliquer le filtre exactement contre
les parois internes de l'entonnoir, de façon que le papier soit
bien partout en contact avec le verre.

Avant de verser le précipité, il faut humecter le filtre avec

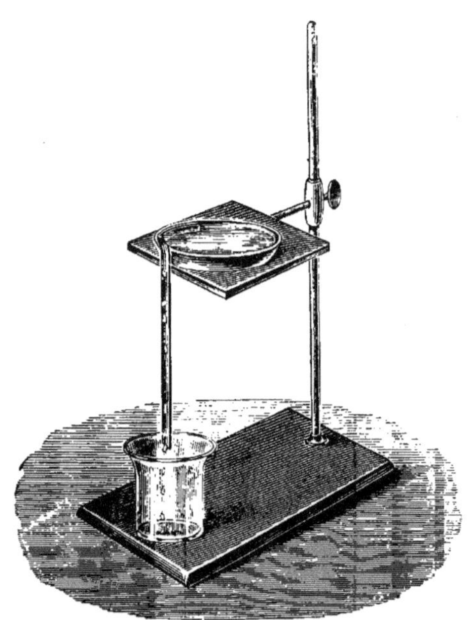

Fig. 17. — Séparation de l'eau.

de l'eau, de façon qu'au bout de quelque temps il soit complétement imbibé.

Pendant la filtration et le lavage, on maintient l'entonnoir
couvert avec un disque de verre, afin d'éviter la dessiccation.

Immédiatement après le lavage, on détache le précipité, que
l'on a préalablement rassemblé à l'aide de la fiole à jet dans
la pointe du filtre.

On place la capsule de porcelaine sur le bord de la table;
on pose par-dessus l'entonnoir avec le précipité, comme dans
la figure 16 (p. 41), et l'on projette avec force un jet d'eau

contre la paroi supérieure de l'entonnoir. L'eau en s'écoulant entraine le précipité. On peut de cette manière enlever toutes les particules du précipité, si l'on a réuni ce dernier dans le point le plus bas qui se trouve sur le trajet du courant d'eau.

On laisse le précipité se déposer encore une fois dans la capsule de porcelaine, ce que l'on favorise en secouant doucement le vase, et ensuite on décante l'eau pure qui surnage le précipité. La plupart des précipités que l'on traite de cette façon sont des sulfures métalliques, obtenus par l'hydrogène sulfuré, qui doivent être dissous dans l'acide azotique. Afin de rendre cette opération plus facile, on enlève la majeure partie de l'eau de lavage, autant que possible sans perdre du précipité.

On laisse déposer dans la capsule de porcelaine et l'on pose à plat sur le liquide une bande de papier à filtrer, qu'on laisse pendre en dehors du vase (fig. 17). Le papier agissant comme un siphon, l'eau s'élève par-dessus le bord du vase et tombe goutte à goutte dans un gobelet placé par dessous. Avec des bandes doubles de papier l'effet est encore plus rapide.

Précipitation galvanique.

Au moyen d'un courant galvanique, beaucoup de métaux peuvent avec une très-grande sûreté être séparés de leurs combinaisons salines à l'état métallique. Cette méthode offre ce grand avantage, que les métaux se déposent à l'état solide sur le métal précieux mis en leur présence et que de cette façon ils se séparent complétement des substances organiques, et dans un état de densité tel qu'ils ne peuvent pas renfermer de matières étrangères.

La manière la plus simple d'effectuer la précipitation consiste à former un élément galvanique simple et à mettre la substance à essayer dans le liquide qui ferme l'élément.

Si l'on plonge une petite baguette de zinc dans un acide

étendu, de l'hydrogène se dégage sur le zinc. Mais si dans le liquide acide on met le zinc en contact avec un métal précieux (platine, argent, or), l'hydrogène se dégage sur le métal précieux et très-peu sur le zinc, si l'acide n'est pas très-fort. Si, maintenant, il y a dans le liquide un oxyde métallique réductible en dissolution, il ne se dégage pas d'hydrogène sur le métal précieux, mais l'hydrogène se combine immédiatement avec l'oxygène de l'oxyde pour former

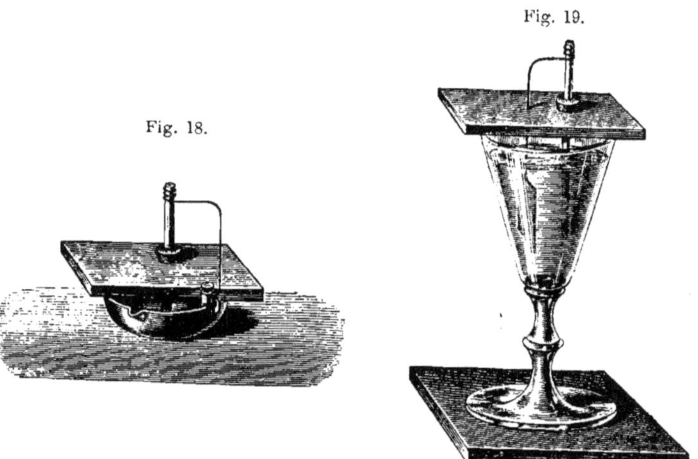

Fig. 18.   Fig. 19.

Précipitation galvanique.

de l'eau, et le métal est précipité à l'état de régule sur le métal précieux.

Il n'est pas nécessaire que le zinc touche le métal précieux dans l'intérieur du liquide, le contact peut avoir lieu en dehors de ce dernier : c'est même ce qui doit être généralement préféré. On prend une petite capsule de platine (fig. 18), on fixe sur son bord, par un moyen quelconque, un fil mince de cuivre recuit, on enroule ce fil autour de l'extrémité supérieure de la baguette de zinc, et l'on dispose celle-ci de façon qu'elle touche le liquide, mais non le fond de la capsule, ce que l'on peut faire facilement de la manière suivante : dans une planchette de bois mince on perce un trou, dans lequel on introduit un bouchon percé, et dans le trou de ce dernier on fixe la baguette de zinc, de manière qu'elle soit mobile avec un frottement doux. En posant la planchette sur le bord de la capsule, on peut pousser la baguette de zinc assez bas pour qu'elle arrive à toucher le liquide.

Si l'on ne veut pas employer dans ce but une capsule de platine, mais seulement un morceau de feuille de platine, on reçoit le liquide dans un verre (fig. 19), on enroule le fil qui est fixé à la lame de platine autour de l'extrémité supérieure de la baguette de zinc et l'on plonge dans le liquide les deux pièces métalliques fixées à la planchette. Le métal que l'on recherche se précipite alors sur la lame de platine. Si l'on n'a que quelques gouttes de liquide, on les verse sur une lame de platine placée horizontalement et l'on fixe la baguette de zinc, de façon qu'elle ne touche que le liquide et que le fil de cuivre attaché au zinc soit en contact avec une partie sèche de la lame de platine.

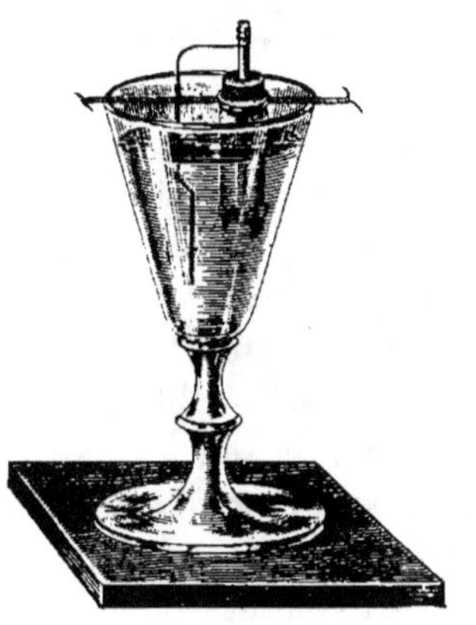

Fig. 20. — Élement à deux liquides.

Dans toutes ces opérations, le zinc se trouve immédiatement en contact avec le liquide à essayer, ce qui a deux inconvénients : 1º le zinc dissous vient se mélanger avec la matière analysée; 2º une partie du métal qui se précipite se dépose sur le zinc et ne peut pas alors être séparée, parce qu'il est possible que le zinc lui-même renferme des traces de métaux étrangers, qui sont mis en liberté par la dissolution du zinc. On peut éviter ces inconvénients, jusqu'à un certain degré, en mettant le zinc dans une cellule séparée, dans laquelle se trouve un autre liquide, un acide étendu ou une solution saline. Cette cellule peut être faite avec un tube de verre dont l'orifice inférieur est fermé à l'aide d'un diaphragme de papier-parchemin (fig. 20, p. 45). On obtient ainsi un élément de pile à deux liquides sous la forme la plus simple. Le liquide à analyser est dans le verre à pied, et l'électrode de platine, ou de cuivre, si c'est de l'argent que l'on précipite, plonge dans la liqueur. Le tube de verre suspendu sur le bord du verre à l'aide d'un fil enroulé, contient la baguette de zinc, il est fermé inférieurement avec du papier-parchemin et rempli avec une solution de sel marin. Ce n'est qu'au bout d'un long temps qu'un peu du liquide extérieur pénètre à travers le papier dans le tube de verre contenant le zinc. Pour éviter cet autre inconvénient, on doit produire le courant à part à l'aide de quelques éléments, et alors le diriger par des électrodes en platine dans le liquide dont on doit précipiter le métal. S'il venait à se former des dépôts métalliques solides et brillants, il faudrait employer un courant faible et le maintenir très-uniforme (constant) pendant longtemps. On atteint ce but très-facilement à l'aide de quelques éléments très-faibles, dans lesquels du cuivre se trouve dans une solution de vitriol bleu et du zinc amalgamé dans une solution de sulfate de magnésie (éléments de Daniell). On peut aisément construire de pareils éléments avec des vases de verre entiers ou cassés. Pour recevoir le zinc, on se sert d'un gobelet de verre dont on a fait sauter le fond. Si l'on met de côté les gobelets de verre qui, par l'usage, se fendent fréquemment au fond, on en a bientôt plus qu'il n'en faut. Pour détacher le fond horizontalement, on pose le verre sur son bord et, sur un support fait avec des livres ou des boîtes, on place horizontalement un charbon à couper le verre de façon que la pointe portée à l'incandescence soit exactement à la hauteur où la fente doit être produite (fig. 21). Maintenant on imprime au vase un mouvement de rotation, de manière que la fente puisse se continuer. Lorsque celle-ci a fait le tour complet du gobelet, on enlève l'extrémité détachée et on dépolit la surface nouvelle sur une meule avec du sable quartzeux. On tend sur cette ouverture une feuille de papier-parchemin ramolli. On peut enduire les joints en dedans et en dehors avec du verre soluble et ensuite laisser sécher (fig. 22).

Pour recevoir des gobelets ainsi préparés, on choisit dans

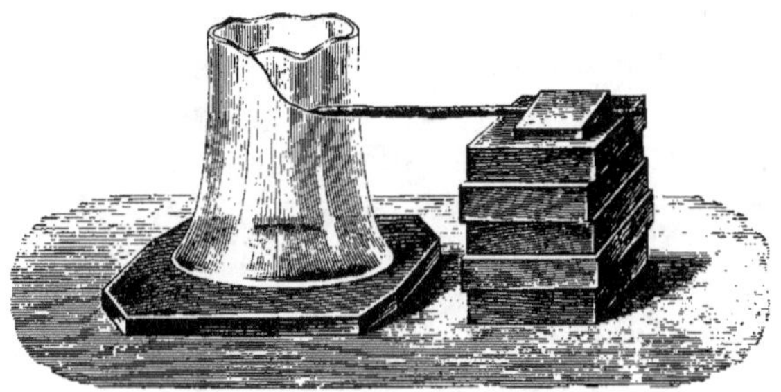

Fig. 21. — Charbon à couper le verre.

un magasin de verrerie des cylindres assez hauts et d'un diamètre tel que le bord renversé en dehors du gobelet puisse s'appliquer sur le bord du cylindre. Ces cylindres doivent

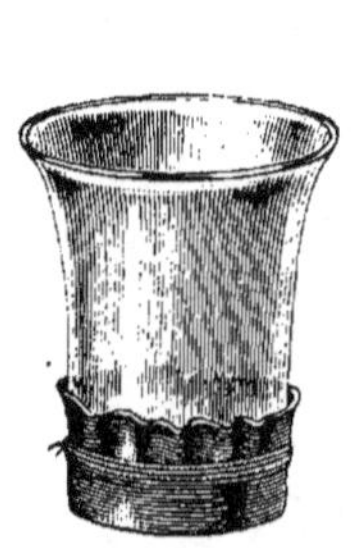

Fig. 22. — Cellule intérieure
pour le zinc.

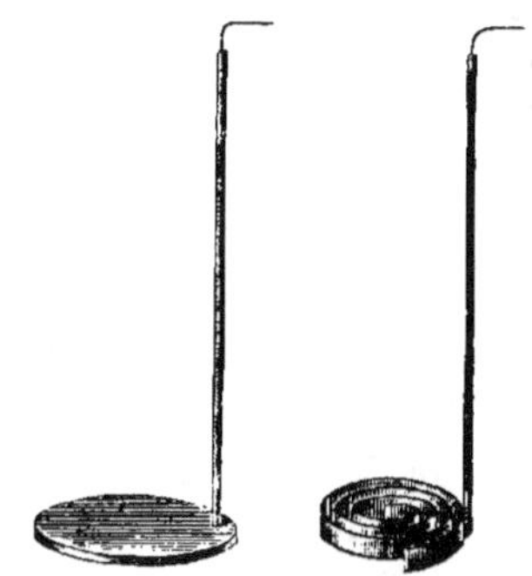

Fig. 23. — Électrodes en cuivre.

avoir une hauteur de 180 à 185 millimètres et une largeur de 70 à 74 millimètres.

Pour le pôle cuivre, on prend un disque de ce métal, s'adaptant sur le fond du cylindre et auquel est soudé un fil de cuivre (fig. 23); on peut aussi se servir d'une bande de cuivre

de 10 à 12 millimètres de hauteur, enroulée en spirale et
soudée également à un fil de cuivre. Ce dernier est recourbé
horizontalement au-dessus du vase extérieur, et dans le liquide il est recouvert d'un vernis à la gomme laque.

Le remplissage de l'appareil a lieu de la manière suivante.
On pose le disque ou la spirale de cuivre sur le fond du cylindre et on le couvre avec une couche de
cristaux de sulfate de cuivre haute de 50 millimètres, puis on verse par-dessus une solution saturée de sulfate de cuivre, jusqu'à la
hauteur de 40 à 50 millimètres. On ajoute
ensuite, autant que possible sans mélanger,
une solution de sulfate de magnésie ou de
soude, qui n'a pas besoin d'être saturée et
est spécifiquement plus légère que la solution
de sulfate de cuivre. Le poids spécifique de la
solution de sulfate de cuivre saturée à froid
est 1,18. Pour éviter le plus possible le mélange des deux liquides, on verse la solution
de sulfate de magnésie à l'aide d'un entonnoir qui est muni, par l'intermédiaire d'un
tube de caoutchouc, d'un tube de verre recourbé inférieurement (fig. 24). A mesure
que le cylindre se remplit on soulève le tube
de l'entonnoir, de façon qu'il se trouve tou-

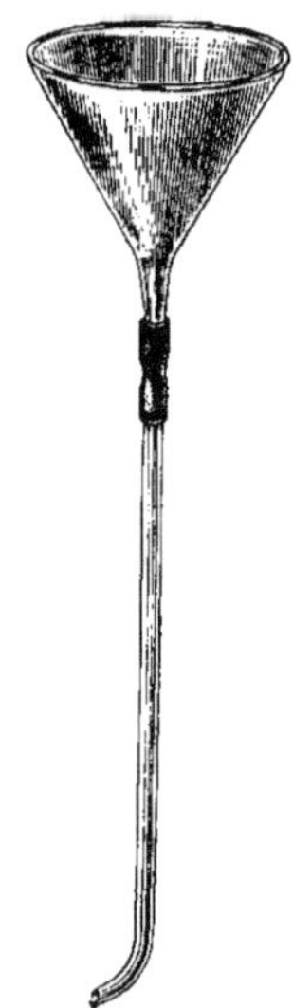

Fig. 24. — Entonnoir
pour charger les piles.

jours à la surface du liquide. On verse une quantité de liquide
suffisante pour que le gobelet de verre avec son fond de
papier-parchemin, une fois mis en place, plonge dans la solution, on remplit ensuite le gobelet avec une dissolution saturée de sulfate de magnésie, et dans le vase extérieur on
ajoute encore du liquide de façon que ce dernier se trouve
d'environ 35 à 40 millimètres plus bas que dans le gobelet.

Le zinc est placé dans le gobelet sous forme d'une lame
suspendue verticalement, de manière à ce que, entre le métal
et le fond de papier-parchemin, il y ait encore une distance de
10 à 15 millimètres. On peut choisir dans ce but différents

modes de suspension. On soude le bord supérieur de la lame à un fil de cuivre (fig. 25), ou bien on fixe le fil de cuivre dans un trou pratiqué dans la lame de zinc (fig. 26), ou bien

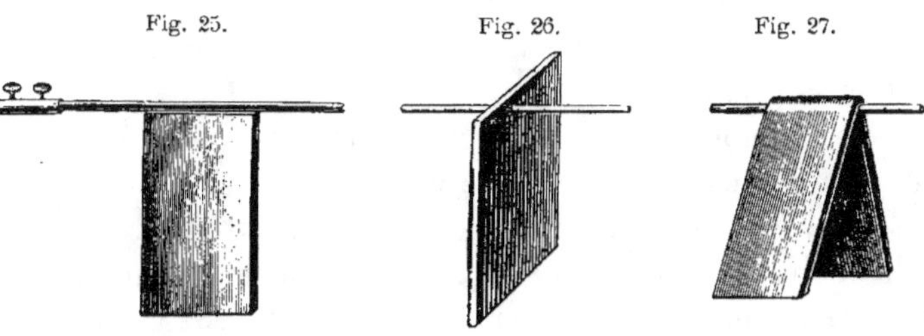

encore on suspend la lame pliée sur le fil de cuivre (fig. 27). Les lames de zinc sont amalgamées superficiellement avec un

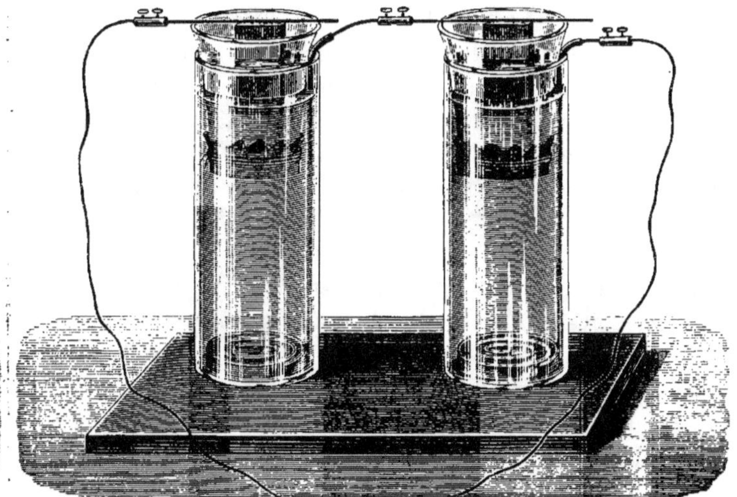

Fig. 28. — Deux éléments de Daniell.

peu d'acide sulfurique et de mercure. On peut alors enlever facilement le cuivre qui avec le temps traverse le diaphragme et vient former un dépôt noir sur le zinc.

Deux éléments accouplés, tout prêts à fonctionner, se présentent comme dans la figure 28 (p. 49). Par l'usage, les spirales de cuivre se recouvrent de cuivre rouge-rose déposé sous l'influence du courant galvanique, et les fils de cuivre eux-mêmes s'épaississent dans la portion qui plonge dans la solution cuprique.

Une autre forme d'éléments constants et faibles a été indiquée par Pincus[1]. Le disque de zinc fondu, muni au centre d'un trou, est suspendu sur le bord du vase extérieur à l'aide de deux fils de cuivre soudés qui sont recouverts d'un vernis à la gomme laque ou à l'asphalte. Un large tube de verre avec entonnoir traverse le trou du disque de zinc; il est destiné à recevoir de petits cristaux de sulfate de cuivre, qui se dissolvent peu à peu et produisent au fond du cylindre une solution concentrée du sel de cuivre. Inférieurement ce tube est étiré en pointe (fig. 29).

Cette disposition est de beaucoup préférable aux piles de Meidinger, construites dans un but analogue et basées sur les mêmes principes. Du sulfate de cuivre finit toujours par arriver par diffusion sur le zinc, il recouvre celui-ci d'un enduit noir et en affaiblit l'action. C'est pourquoi il semble convenable de ne pas laisser toujours les piles fermées ou seulement pleines; il vaut mieux, lorsqu'on ne s'en sert pas, les démonter. Le dispositif avec fond de papier-parchemin décrit en premier lieu est tout à fait convenable pour cela (fig. 28, p. 49). On retire la plaque de zinc, on fait tomber en le frottant l'enduit noir et on la sèche; on enlève ensuite le gobelet de verre avec la solution de sulfate de magnésie, on recueille ce liquide dans un flacon, on laisse le papier-parchemin et l'on met le vase de côté. Lorsqu'on veut se servir de l'appareil, il suffit de mettre le gobelet de verre en place, de le remplir avec la solution magnésienne et de suspendre la plaque de zinc. On peut conserver le cylindre avec la solution de sulfate de cuivre en le couvrant.

---

[1] Dingler, *Polyt. Journ.*, 190, 376.

Le dispositif de Pincus convient moins lorsqu'on veut interrompre l'action de la pile, parce qu'il n'a pas de diaphragme. On ne peut pas enlever le vase intérieur avec les cristaux de sulfate de cuivre, sans mélanger tout le liquide avec la solution du vitriol bleu, et sans cela le zinc ne peut pas être retiré. Si maintenant on remet les choses en place, le

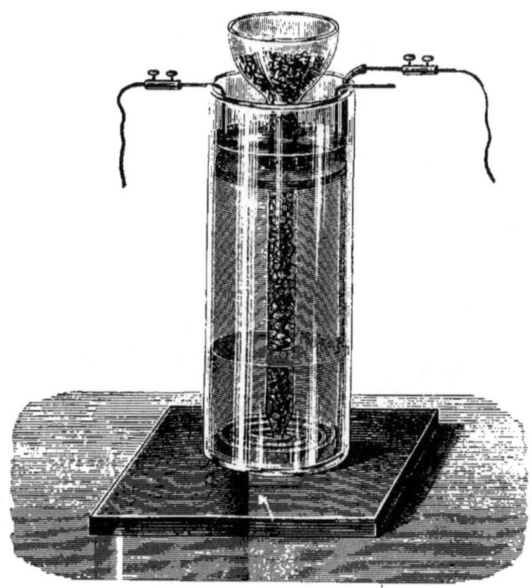

Fig. 29. — Élément de Pincus.

zinc se trouve suspendu dans un liquide contenant du cuivre, dont il sépare immédiatement ce métal, et alors il est exposé à l'action destructive du courant galvanique. Dans le dispositif décrit en premier lieu on ajoute, si c'est nécessaire, de la solution saline fraîche dans le vase intérieur, et alors la pile peut fonctionner encore pendant longtemps. Le démontage de la batterie tout entière a lieu en quelques instants, et il en est de même pour sa recomposition et le remplissage du vase supérieur.

Lorsqu'on fait usage de la pile, on fait communiquer le

pôle, sur lequel le métal à rechercher doit se précipiter, avec la plaque de zinc demeurée libre; car l'oxygène se rend sur cette plaque, tandis que l'hydrogène ou le métal se séparent sur la plaque métallique communiquant avec le zinc.

Essai qualitatif préliminaire.

Dans la plupart des cas, les circonstances extérieures donnent déjà une indication sur la nature du poison. Ces circonstances sont les phénomènes morbides particuliers obser

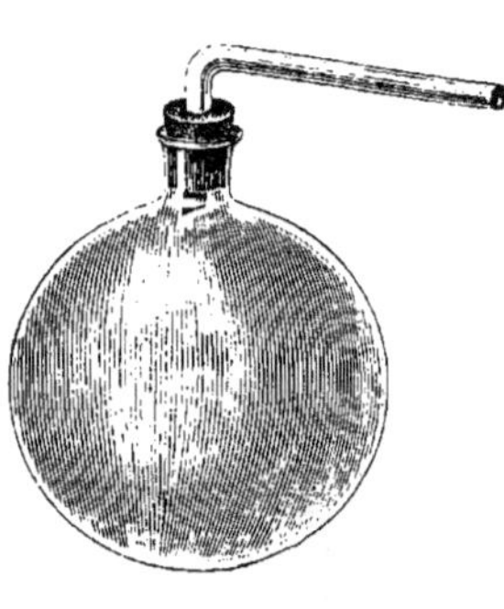

Fig. 30. — Ballon à distillation.

vés avant la mort, la découverte de la source où le poison a été pris, des manifestations imprudentes, l'emploi de certains poisons que l'inculpé est obligé de faire dans sa profession, et d'autres faits encore. Dans ces cas la recherche est beaucoup facilitée, lorsqu'on arrive à un résultat en opérant en vue de la découverte du poison indiqué. Mais il y a aussi des cas où on ne possède aucune indication sur la nature du poison, le soupçon repose plutôt sur le caractère de la personne, sur des menaces, une querelle conjugale ou d'autres faits analogues. Le chimiste doit alors apporter la plus grande attention et mettre à profit toutes ses connaissances, en utilisant le plus possible ce que l'expérience lui a appris.

En pareil cas la marche de là recherche doit être dirigée de telle sorte que tous les poisons possibles puissent être trouvés, et qu'à l'objet examiné il ne soit ajouté aucune substance qui puisse elle-même être découverte dans le cours de l'opération, ou qui entrave la marche de la recherche.

D'abord. on ne doit pas, dans un cas semblable, opérer sur l'objet tout entier, mais seulement sur une partie, sur

le quart environ. Les essais qui ne modifient pas du tout
l'objet, comme ceux qui sont sans influence sur son odeur,
son aspect, ou ne l'empêchent pas d'être lumineux dans

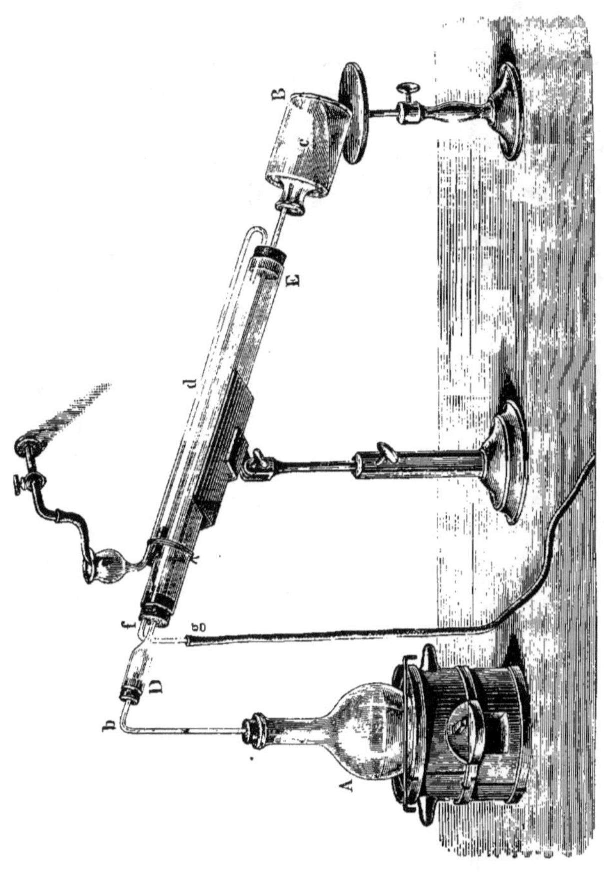

Fig. 31. — Appareil distillatoire.

l'obscurité, peuvent seuls être exécutés sur l'objet tout
entier. Après que l'on a séparé pour l'essai qualitatif une
partie pesée de l'objet, on l'introduit dans un ballon à col
court, que l'on ferme à l'aide d'un bouchon portant un tube de
verre (fig. 30) en communication avec un réfrigérant de verre.

La figure 31 (p. 53) représente tout l'appareil avec un ballon ordinaire et le réfrigérant tubulaire que l'on connait. Cette distillation préliminaire a plusieurs buts. D'abord on reconnait si du phosphore est présent à la production d'une lueur dans l'obscurité, à la place où l'eau de réfrigération touche supérieurement le tube réfrigérant. S'il ne se montre pas de lueur, ce point est élucidé, mais dans le cas contraire, on exécute les autres réactions qui seront décrites à propos du phosphore. S'il n'y a pas de phosphore, on recueille dans le récipient une petite quantité de liquide distillé, qui peut contenir des poisons volatils : acide prussique, nicotine, conine, alcool, chloroforme, nitrobenzine. L'odeur du produit distillé, dont on décrit la quantité et l'apparence extérieure, donne ordinairement une indication. On essaie son action sur les deux papiers de tournesol en touchant ceux-ci avec une baguette de verre plongée préalablement dans le liquide.

La réaction de l'acide prussique avec le sel double de fer et d'ammoniaque, telle qu'elle est décrite à propos de cet acide, peut être exécutée sur une plaque de porcelaine avec quelques gouttes du liquide.

Les alcaloïdes volatils sont indiqués par une précipitation par les réactifs généraux de ces corps, comme la solution d'iode, l'iodure de potassium et de mercure, etc. L'opération est effectuée dans un tube d'essai. Comme l'acide phosphomolybdique réagit aussi sur l'ammoniaque, on doit préférer la solution d'iode. Si l'on obtient des réactions, on continue dans cette voie, en vue de la recherche de la nicotine ou de la conine. L'alcool, le chloroforme, la nitrobenzine sont faciles à distinguer par leur odeur.

L'alcool et la nitrobenzine peuvent être découverts à l'aide de réactions précises (voyez celles-ci), le chloroforme surtout par son odeur. Si le liquide distillé ne fournit aucun indice, le poison doit être recherché dans le contenu de la cornue, auquel jusqu'à présent on n'a rien ajouté. Comme ordinairement ce liquide n'est pas filtrable, mais qu'il le devient par une longue digestion avec un acide, on y ajoute en quantité

pas trop grande de l'acide chlorhydrique pur et l'on chauffe
pendant longtemps au bain-marie, jusqu'à ce que le liquide
se clarifie. Sous l'influence de ce traitement, certaines parties
des organes internes se réduisent à un petit volume, l'amidon
se transforme en sucre, les sels insolubles dans l'eau entrent
la plupart en dissolution. On filtre à travers un papier peu
serré. Dans le liquide filtré, on recherche d'abord les poisons
non métalliques, la baryte et l'acide oxalique, à l'aide d'une
solution de sulfate de soude ou d'acétate de chaux. Si dans
l'un de ces cas il se produit un précipité blanc, on continue
dans cette voie, en vue de la recherche de la baryte ou de
l'acide oxalique (voyez ces corps). Si les deux réactions ne
donnent aucun indice, on peut avec ce liquide effectuer
d'autres recherches, parce qu'il n'a pas encore été mélangé
avec des substances capables d'empêcher la production d'autres réactions. Si l'on réunit les deux réactions, du sulfate
de chaux peut se précipiter, et après sa séparation la substance peut être encore soumise à un nouvel examen. A l'aide
des réactifs généraux des alcaloïdes, on recherche les corps
non volatils de cette classe : strychnine, morphine, etc. Si
l'on n'obtient rien, on continue l'essai par la recherche des
métaux vénéneux à l'aide de l'hydrogène sulfuré. On procède dans ce but en suivant les indications générales données précédemment, c'est-à-dire qu'on fait passer un courant
d'hydrogène sulfuré dans le liquide chauffé, qu'on agite
fréquemment ce dernier et qu'on laisse reposer dans des
vases bouchés, afin que le précipité se dépose. Dans un petit
nombre de cas seulement la couleur de ce précipité indi-
quera immédiatement s'il y a beaucoup d'arsenic ou d'antimoine.

L'hydrogène sulfuré précipite de la solution chlorhydrique
faible les métaux suivants :

Arsenic, antimoine, cuivre, plomb, bismuth, étain, cadmium, mercure, argent; le fer, le manganèse et le zinc ne
sont pas précipités.

Des trois métaux nommés en dernier lieu, le fer et le

manganèse n'offrent aucun intérêt pour nous, et le zinc seul
doit attirer notre attention. Si l'hydrogène sulfuré donne
naissance à un précipité, ce dernier renferme des combinaisons sulfurées des métaux nommés en premier lieu. En
général il n'y a qu'un seul poison, puisqu'il n'y a pas de
raison pour que, en employant plusieurs poisons métalliques,
la découverte doive être plus difficile ; elle est au contraire
facilitée. Si, par conséquent, il s'est formé un précipité, le
liquide filtré ne contient plus généralement de poison ; des
métaux nommés précédemment, le zinc seul pourrait cependant s'y trouver. Aussi, pour plus de certitude, on peut, s'il
s'est produit un précipité, rechercher le zinc dans le liquide
filtré, et si un précipité n'a pas pris naissance, on est encore
plus autorisé à procéder à cette recherche. Dans ce but, on
ajoute de l'acétate de soude, afin de neutraliser l'acide chlorhydrique libre et de mettre en liberté de l'acide acétique, qui
n'empêche pas la précipitation du sulfure de zinc blanc. Le
précipité pourrait du reste être rendu gris ou noir par du
sulfure de fer séparé en même temps que le sulfure de zinc ;
dans ce cas il faut, en poursuivant la recherche du zinc
(voyez ce corps), tenir compte de ce fait. Si dans le liquide
filtré il ne se forme pas de précipité, le métal à rechercher
est contenu dans le précipité. On laisse celui-ci sur le filtre et,
à l'aide de la fiole à jet, on le fait tomber dans une petite
capsule de porcelaine. Si le précipité est jaune, cela indique
déjà que l'on a affaire à de l'arsenic, et il faut opérer en vue
de la détermination de ce corps. S'il est jaune foncé, orangé,
il peut y avoir de l'arsenic et de l'antimoine. On sépare ces
corps par chauffage avec de l'acide chlorhydrique concentré.
D'une solution chlorhydrique étendue, l'antimoine peut être
complétement précipité à froid par l'hydrogène sulfuré, sous
forme de sulfure d'antimoine de couleur orange ; mais ce
sulfure se dissout dans l'acide chlorhydrique concentré chaud
en dégageant de l'hydrogène sulfuré et se transformant en
chlorure d'antimoine. Le sulfure d'arsenic n'est pas attaqué
par l'acide chlorhydrique. On obtient donc ainsi la séparation

des deux métaux, que l'on doit toujours tenter, quand même le précipité est jaune clair, pour éliminer l'antimoine qui peut avoir été administré comme vomitif, et pour rendre inutile la distinction ultérieure de l'antimoine et de l'arsenic.

Si maintenant le précipité a une couleur jaune pur, cela indique de l'arsenic, et on opère en vue de la détermination de ce corps (voyez arsenic). Le précipité est noir ou brun-noir. S'il renfermait du sulfure d'arsenic, on pourrait l'extraire par l'ammoniaque et examiner le liquide filtré. On fait tomber, à l'aide de la fiole à jet, dans une capsule de porcelaine le précipité traité par l'ammoniaque et lavé, et on le chauffe avec de l'acide azotique étendu. Tous les sulfures métalliques se dissolvent, à l'exception du sulfure de mercure, s'il est présent. Si le précipité se dissout entièrement, de façon qu'il ne se sépare que des flocons jaunes de soufre, il n'y a pas de mercure. S'il se produit un liquide clair, il n'y a pas non plus de zinc, et on n'a alors qu'à rechercher le cuivre, le plomb, l'argent et le bismuth.

Le cuivre est indiqué par une coloration bleue de la solution azotique; on le reconnaît ensuite avec certitude à l'aide de quelques réactions (avec l'ammoniaque, le prussiate de potasse, etc.) et l'on poursuit la recherche de ce corps.

On reconnaît le plomb au précipité jaune foncé que produit le chromate de potasse, en présence d'un peu d'acétate de soude, et on poursuit la recherche.

L'argent est décelé par un précipité caséeux formé par une goutte d'acide chlorhydrique.

Le bismuth se reconnaît au précipité blanc que donne le liquide lorsqu'on l'étend avec de l'eau.

Si l'acide azotique laisse un précipité noir insoluble, on le fait entrer en dissolution par addition d'un peu d'acide chlorhydrique, qui sépare des flocons de soufre, on évapore à sec, on redissout et on essaie avec une lame de cuivre (enduit métallique blanc), ou avec l'iodure de potassium (biiodure de mercure rouge), et sur ces indications on continue la recherche.

La présence simultanée de deux ou trois métaux différents

est tellement invraisemblable, que nous ne donnerons pas suite à cette supposition.

On s'occupe maintenant de confirmer les résultats obtenus et de déterminer approximativement le poids du toxique ; on suit pour cela les indications données à propos de chaque substance en particulier.

Le chimiste commis par la justice a donc toujours à résoudre les deux problèmes suivants :

1° La découverte de la nature du poison ;

2° La confirmation de cette découverte et, si c'est possible, la détermination approximative de la quantité, ou de la quantité la plus faible certainement présente.

Détermination quantitative des poisons.

La détermination de la quantité des poisons trouvés dans les cadavres a une valeur tout à fait secondaire, aussi bien parce qu'on ne peut pas opérer sur le cadavre tout entier, que parce que pendant la vie de grandes quantités du poison sont éliminées avec les matières vomies et les selles. Du reste, le poison qui se trouvait encore dans l'intestin et l'estomac n'a pas à proprement parler produit l'empoisonnement, c'est seulement ce qui a été transporté dans le corps avec le sang. Les altérations et l'inflammation locales peuvent aussi être la seule cause de la mort, lorsqu'il s'agit de substances caustiques. Le poison introduit dans le sang ne peut être éliminé que par l'urine, et lorsque l'individu a vécu encore longtemps, une grande partie du toxique introduit dans le corps peut aussi être séparée par la métamorphose de la matière. C'est pourquoi, en aucune circonstance, on ne peut exiger que le chimiste découvre par l'analyse une quantité de poison suffisante pour produire la mort d'un homme. On connait des cas où, l'ingestion de poison n'étant pas douteuse, il fut cependant impossible de trouver dans le cadavre une trace de poison. Parmi les poisons métalliques, le cuivre serait le seul dont on devrait réellement trouver une quantité un peu plus grande, parce que ce métal peut pénétrer dans le corps en petite quantité par les plantes, les ustensiles de cuisine, etc. De tous les autres poisons la moindre trace suffirait, si on l'avait découverte avec une certitude complète. Dans chaque cas les circonstances particulières doivent cependant être prises en considération. Si la victime était forte, et si sous l'influence d'un bon traitement elle a vécu encore longtemps, la chance que l'on a de découvrir le toxique est beaucoup diminuée, et le cas doit être jugé autrement que lorsqu'une personne débile a succombé peu de temps après l'empoisonnement.

C'est pourquoi, dans le cours de l'analyse qualitative, on ne devra jamais sacrifier de la substance, mais diriger la recherche de façon qu'à un certain moment on puisse effectuer une détermination de poids sans que cela nuise à l'exécution des différentes opérations confirmatives.

Expériences physiologiques.

Avec les poisons proprement dits de la série métallique il n'arrive jamais que l'on ait des doutes sur la nature du toxique, une fois que l'on a constaté sa présence. Les signes sont si nets et si précis que rien ne manque pour qu'on soit entièrement convaincu. La même chose s'applique aussi à l'acide prussique, au phosphore et jusqu'à un certain point à la strychnine et à la morphine.

Par contre, il y a toute une série de substances organiques qui ne présentent pas de caractères aussi décisifs ; on ne peut donner aucune preuve de leur identité avec une substance déterminée et surtout on n'est pas certain que les corps trouvés soient de nature vénéneuse. A ce groupe appartiennent la digitale, le colchique, la ciguë, la jusquiame, la belladone, la cévadille, etc. Pour ces substances les expériences physiologiques sur de petits animaux sont tout à fait convenables. La séparation de ces substances, qui la plupart appartiennent au groupe des alcaloïdes, se fait généralement de la même manière : on épuise par l'alcool l'extrait acide concentré, après filtration on élimine l'alcool, on mélange le résidu avec de l'ammoniaque, puis on l'agite avec du chloroforme, afin de dissoudre dans ce liquide la substance vénéneuse, et enfin on laisse évaporer dans une capsule ouverte. Le corps qui reste dans la capsule a évidemment été extrait de l'objet examiné, et maintenant il serait intéressant de savoir s'il a des propriétés toxiques. On fait les expériences avec de petits animaux, mais non d'après la méthode d'Orfila, qui leur découvre l'œsophage, l'incise, introduit dans l'estomac le poison enveloppé dans un cornet, et lie ensuite l'œsophage au-dessous de l'incision; il est bien préférable, lorsque l'animal est affamé, d'envelopper la petite quantité de substance dans l'aliment qu'il préfère et de la lui faire avaler autant que possible sans qu'il s'en aperçoive. Une pilule de mie de pain pétrie sera dans la plupart des cas suffisante pour envelopper la petite quantité de la substance, et le résultat de l'observation n'en sera alors que plus sûr. Les lapins, les poulets et les pigeons sont les animaux les plus convenables pour ces sortes d'expériences, dont le point défectueux est dans la faible dose de poison employée, mais il est en quelque sorte compensé par la petitesse de l'animal et sa sensibilité plus grande pour les poisons.

Ainsi Sonnenschein [1] a tué un lapin avec la substance extraite de semences de colchique par l'acide phosphomolybdique et séparée par le carbonate de baryte et l'éther, alors que dans ce cas toutes les réactions de la colchicine trèspeu connues faisaient défaut.

---

[1] *Annal. für Chemie und Pharm.*, p. 104, 51.

Contre-poisons.

Bien que la partie médicale soit en dehors du plan de ce livre, la question des contre-poisons est si importante pour chacun et surtout pour les pharmaciens, que nous ne devons pas la passer sous silence. Avant que l'on ait trouvé un médecin, on peut être obligé de porter secours ou de donner des conseils, parce que en pareil cas il y a toujours du danger à attendre.

Sous le nom de contre-poisons, on désigne des substances qui sont capables d'empêcher ou d'amoindrir dans l'intérieur du corps l'action d'un poison. En général, ce sont des substances qui peuvent aussi en dehors de l'organisme transformer le poison en une combinaison insoluble. Dans ce sens le sulfate de soude est un contre-poison des sels de baryte, l'acétate de chaux de l'acide oxalique, l'eau chargée d'hydrogène sulfuré d'un grand nombre de sels métalliques, l'hydrate de peroxyde de fer de l'acide arsénieux, etc. Seulement ces actions ne peuvent se produire que si le poison est encore dans les premières voies, dans l'estomac ou dans le canal intestinal. Mais aussitôt qu'il a traversé les parois du tube digestif et passé dans le sang, ces contre-poisons ne peuvent plus agir, et cela pour des raisons différentes pour chacune des substances nommées précédemment. Avec les sels de baryte et l'acide oxalique la précipitation du sel insoluble se produirait dans la masse du corps même, et il est à croire que ces poisons agissent précisément lorsqu'ils ont été précipités. L'hydrogène sulfuré et l'hydrate de peroxyde de.fer ne peuvent être introduits dans le sang, et par suite ils sont alors sans action. Il résulte de là qu'il n'existe pas de contre-poison pour le toxique qui est déjà passé dans le torrent circulatoire, et que l'emploi de ces substances est très-limité, parce que en général on ne soupçonne un empoisonnement que d'après les symptômes auxquels il donne lieu.

Pour le cas d'un empoisonnement par imprudence, le contre-poison approprié au toxique rendrait un très-grand service, parce que alors on a immédiatement connaissance de l'accident. Les poisons destructeurs, comme l'huile de vitriol, l'acide azotique, la potasse caustique, etc., produisent généralement dans le pharynx, l'œsophage et l'estomac, des lésions telles que la mort en est la conséquence, même lorsqu'on a administré immédiatement un contre-poison approprié.

En général, on recommande dans toutes les toxicologies d'extraire le poison de l'estomac aussi rapidement que possible, et dans ce but on conseille des moyens mécaniques, la pompe stomacale, ou thérapeutiques, les vomitifs. L'emploi de la pompe stomacale n'a encore donné que des résultats peu favorables, elle n'est pas entre les mains de tout le monde, et en tout cas elle est d'un usage peu commode; elle est souvent difficile à introduire, elle n'enlève qu'incomplétement le contenu de l'estomac, et elle peut même produire des lésions de cet organe, surtout lorsque le poison a déjà occasionné une irritation, une inflammation ou un ramollissement des parois stomacales. Les vomitifs eux-mêmes n'expulseraient que le poison qui se trouve dans l'estomac et abandonneraient à l'absorption la portion passée dans le canal intestinal. Maintenant la plupart des poisons, on pourrait presque dire tous, provoquent le vomissement, et que doit-il arriver lorsqu'il s'agit d'un poison qui, comme le cuivre, le zinc, l'arsenic, donne lieu à des vomissements? Le toxique serait alors son propre contre-poison, et dans le fait il arrive souvent que par l'action du poison une partie de celui-ci est réjetée au dehors. Seulement les vomitifs n'agissent pas par l'estomac et dans l'estomac, mais par le sang sur les extrémités nerveuses. Lorsqu'on a pris un vomitif antimonié, il s'écoule un certain temps jusqu'à ce que l'action se fasse sentir, et ensuite on sent nettement dans la salive la saveur de l'antimoine. Dans un grand nombre d'ouvrages de toxicologie, on trouve à chaque poison cette rubrique : *Contre-poison,* et partout le vomitif y tient le premier rang. Ainsi dans la Chimie légale de Sonnenschein, on trouve comme contre-poison pour l'aconit : « D'abord un vomotif, on devra choisir de préférence le sulfate de zinc. » Mais le sulfate de zinc est lui-même un poison, et pour ce corps le même ouvrage indique (page 79) comme contre-poisons : « Lait chaud, solution d'albumine, puis phosphate de soude, solution étendue de carbonate de soude ou de potasse et décoction de substances tannantes. » Dans un empoisonnement par l'aconit on devrait, à proprement parler, donner en même temps du sulfate de zinc, de l'albumine, du carbonate de potasse ou de soude. On trouve à l'article colchique : Contre-poison. « Vomitif (?), sinon traitement médical. » L'auteur n'a pas par conséquent confiance dans le vomitif, aussi ajoute-t-il un point d'interrogation, et il livre la chose au traitement médical. Mais comment le médecin peut-il connaitre le mode de traitement de l'empoisonnement par le colchique, puisque tous les cas de ce genre se sont terminés par la mort avec ou sans traitement médical? L'expérience n'a donc rien appris. Le vomitif devrait par suite ne pas être du tout employé, car il agit trop lentement et laisse trop de temps à la résorption. Comme maintenant il est impossible d'éliminer par un vomitif le poison déjà parvenu dans le canal intestinal, on doit avoir recours à un autre moyen, et à celui qui puisse empêcher autant que possible la résorption. Le moyen le plus énergique consiste dans l'emploi des sels purgatifs, que l'on administre en grande quantité dissous dans de l'eau tiède. Non-seulement ces sels empêchent l'absorption du chyle par les villosités intestinales, mais encore ils font sortir de l'eau des vaisseaux dans le canal intestinal. Il est donc très-probable que le poison est évacué par la voie naturelle avec la solution saline. Si donc on n'a aucune notion sur la nature du poison, on donne de 30 à 60 grammes de sulfate de soude ou de magnésie dissous dans quatre ou cinq fois leur poids d'eau chaude.

Mais si l'on n'a pas ces sels immédiatement sous la main,

on emploie le *sel de cuisine* que l'on trouve partout, et qui, à hautes doses, a également la propriété de produire des selles fluides, même la diarrhée. Si l'on ingère des solutions très-étendues de sel de cuisine, l'eau est résorbée et il s'ensuit une abondante émission d'urine. Si la solution est un peu plus forte, à 3 % environ, comme l'eau de la mer, il en résulte des selles fluides; mais si elle est encore plus concentrée, à 8 ou 10 %, elle produit des selles fluides avec les douleurs de la diarrhée, mais pâs avec l'intensité du sulfate de magnésie. Le sel de cuisine est, dans ce sens, le contre-poison le plus général et le plus rationnel de tous les toxiques, et rien n'empêche, lorsqu'on connaît la nature du poison, de lui ajouter un contre-poison spécial (solution d'hydrogène sulfuré, hydrate de peroxyde de fer, etc.). Par cela même qu'il se trouve dans toutes les maisons, il est inappréciable, et sa saveur, qui est plus agréable que celle de tous les autres sels, permet d'en ingérer des doses très-considérables.

Dans un grand verre, on verse deux pleines cuillers à soupe de sel de cuisine, puis on ajoute de l'eau, on agite vivement plusieurs fois, et l'on fait boire immédiatement en laissant le sel non dissous; on verse encore une fois de l'eau et ainsi de suite jusqu'à ce que plusieurs cuillerées de sel aient été ingérées. L'eau tiède doit être préférée à l'eau froide, parce qu'on peut en boire une plus grande quantité et qu'elle agit plus rapidement. La grande quantité du liquide produit un passage plus rapide dans le canal intestinal, et la sortie de l'eau du système vasculaire dans l'intestin commence immédiatement, tandis que la résorption s'arrête.

L'eau de mer, les eaux de Kissingen, de Hombourg, de Friedrichshall, de Saidschutz et les eaux minérales purgatives analogues rendent d'excellents services. Il est difficile de faire à ce sujet des expériences sur l'homme, parce que les cas heureux se présentent rarement. Mais comme les vomitifs sont exclus et que, dans aucun cas, ils n'agissent sur le canal intestinal, comme en outre dans un certain sens ils sont eux-mêmes des poisons, l'antimoine notamment, et dans un empoisonnement on ne peut pas donner en toute sûreté des sels de zinc ou de cuivre comme vomitifs, parce qu'ils sont certainement des poisons, rien ne peut empêcher l'emploi des sels purgatifs.

De nombreuses expériences ont démontré qu'il n'existe aucun contre-poison pour la portion de toxique déjà passée dans la masse du sang, et par suite il n'y a pas de traitement médical à opposer à l'action nuisible des poisons. On a, par exemple, recommandé comme médicaments dans l'intoxication saturnine généralisée la limonade sulfurique, le sel de Glauber en solution, mais jamais on n'en a obtenu le moindre résultat favorable. C'est tout naturel, car cette petite quantité de plomb qui est passée dans le sang, ou qui dans les fabriques a, sous forme de poussière d'oxyde de plomb, pénétré dans le corps par absorption par la peau et les voies respiratoires, a trouvé partout assez d'acide sulfurique pour se transformer en sulfate de plomb. Mais maintenant le sulfate de plomb est encore plus insoluble dans l'acide sulfurique étendu que dans l'eau pure, le séjour dans la masse du sang ne peut donc être que prolongé par ces moyens. En pareil cas, un traitement diététique est seul efficace : beaucoup d'eau, des bains, tout ce qui agit comme diurétique, car toutes ces substances doivent être éliminées par l'urine.

Tant que le plomb est encore dans l'estomac et le canal intestinal, les sulfates peuvent avoir une action favorable, mais il n'en est plus ainsi lorsqu'il est passé dans le corps, ou même lorsqu'il ne s'est pas introduit dans le corps par l'estomac, comme cela a lieu dans l'intoxication saturnine industrielle ou dans l'empoisonnement par le tabac à priser contenant du plomb.

Si maintenant des traités de toxicologie indiquent de faux contre-poisons, c'est tout à fait inexcusable. Ainsi dans un grand nombre de toxicologies [1] la magnésie est recomman-

---

[1] *Sobernheim* et *Simon*, p. 373; *Sonnenschein*, p. 48: *Orfila*, t Ier, p. 150 ; *van Hasselt*, t. Ier, p. 386 ; *Böcker*, p. 127, etc.

dée comme contre-poison de l'acide oxalique. Les auteurs semblent croire que l'acide oxalique n'agit comme poison que lorsqu'il est libre. Mais comme tous les oxalates solubles ont une action mortelle, et par suite aussi l'oxalate de magnésie soluble, on ne peut retirer aucun profit en combinant l'acide oxalique à la magnésie ; bien plus, on peut empoisonner dans les règles avec l'oxalate de magnésie. Les auteurs se copient mutuellement. De même aussi rien n'est plus absurde et plus nuisible que de mettre en usage un traitement antiphlogistique énergique avec tout son appareil. Böcker regrette les nombreuses saignées qu'il a pratiquées et chaque goutte de sang qu'il a versée, évidemment en se confiant dans la *doctrine*. C'est aussi être dépourvu de raison que de croire que lorsqu'un homme a pris du poison il doit avoir trop de sang dans le corps.

Au résumé, nous sommes donc convaincu que pour le toxique passé dans le sang il n'y a pas absolument de contre-poison, et que pour celui qui se trouve encore dans les premières voies on doit conseiller des purgatifs salins énergiques avec beaucoup d'eau, et au besoin les contre-poisons que l'expérience a éprouvés dans certains cas, si l'on connait la nature du poison.

Pour tous les poisons qui n'agissent que par leur concentration (acides minéraux, alcalis, alcool, etc.), de grandes quantités d'eau sont d'une très-grande utilité, parce qu'elles détruisent la concentration.

Manière de travailler.

Celui qui entreprend une recherche légale engageant sa responsabilité doit d'abord s'assurer de la pureté de ses réactifs et de son papier à filtrer. C'est ce qu'il faut faire le plus ordinairement avec les acides, acides chlorhydrique et sulfurique, et l'eau distillée que l'on doit employer. On étend avec de l'eau une quantité pas trop faible des acides, que l'on verse

dans un flacon et dans laquelle on fait passer un courant
d'hydrogène sulfuré ; on bouche le vase lorsque l'espace qui
se trouve au-dessus du liquide est rempli de gaz et on laisse
reposer quelque temps. Avec l'acide chlorhydrique il ne doit

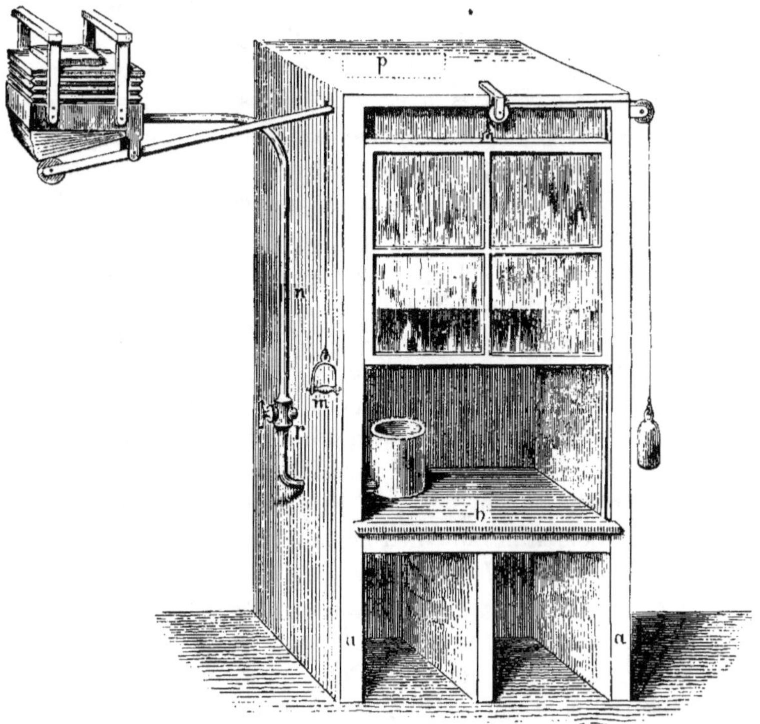

Fig. 32.

pas se former de précipité, et s'il s'en produit un avec l'acide
sulfurique, il faut en faire l'examen. On le lave sur un petit
filtre, puis on l'arrose avec de l'ammoniaque, et l'on reçoit
le liquide filtré dans une petite capsule de porcelaine. L'évaporation à sec au bain-marie ne doit pas laisser de résidu.
S'il en reste un, on le traite par le carbonate de soude dans

un courant d'hydrogène, comme il est dit à l'article *arsenic*. Ce qui reste sur le filtre ne se compose en général que de soufre. On le brûle sur une lame de platine, et s'il reste un résidu, on le reprend par l'acide chlorhydrique et on l'essaie par l'hydrogène sulfuré.

Le papier à filtrer est incinéré dans une capsule de platine, la cendre est traitée par l'acide chlorhydrique et également essayée par l'hydrogène sulfuré.

Les opérations légales avec des parties de cadavre, le contenu de l'estomac, les matières vomies ou les déjections sont extrêmement dégoutantes, et elles peuvent rendre malade. Ces opérations perdent beaucoup de ce qu'elles ont de dégoutant, si on les effectue dans un espace clos avec tirage, comme celui qui est représenté par la figure 32 (page 67). Ce dispositif communique supérieurement en *p* avec une cheminée et est le siége d'un vif tirage lorsqu'on y fait du feu, de telle sorte qu'il n'y rentre que l'air du laboratoire, sans qu'il n'en sorte aucun gaz. On peut augmenter le courant d'air en allumant une flamme de gaz dans la cheminée ou en y plaçant une lampe à alcool allumée, ou bien encore en chauffant préalablement la cheminée à l'aide de papier, de paille ou de bois mince que l'on brûle dans le tuyau. Ce dispositif n'a pas précisément besoin d'être en maçonnerie, comme dans le dessin précédent, il peut être entièrement en verre et en bois, et l'on peut le placer sur une table au milieu du laboratoire, ou dans un endroit convenable contre la muraille et aussi près que possible d'une cheminée vide.

Séparation du toxique de nos tissus.

Dans les véritables cas chimico-légaux, on soumet à l'examen du chimiste des parties de cadavres, ordinairement l'estomac et son contenu, puis le foie et d'autres organes internes. Ces objets ne sont pas faciles à faire entrer en dissolution; on peut cependant y arriver à l'aide d'un hydrate alcalin, sans nuire beaucoup à la série des opérations ultérieures. En employant ce moyen on obtiendrait des liquides tout à fait impossibles à clarifier et à filtrer, même après sursaturation de l'alcali par un acide. C'est pour cela seulement que l'on a recours à un autre moyen, qui consiste à soumettre les tissus animaux à un long traitement par des acides, et à laisser aux combinaisons métalliques qu'ils renferment le temps d'entrer en solution par diffusion. C'est à quoi l'on arrive dans la grande majorité des cas et de la manière la plus complète à l'aide d'un chauffage prolongé avec de l'acide chlorhydrique pur.

L'acide chlorhydrique, destiné aux recherches chimico-légales, doit non-seulement être essayé relativement à sa pureté, mais encore avoir été soumis réellement à un procédé de purification. On étend l'acide chlorhydrique avec de l'eau distillée, jusqu'à ce qu'il ait un poids spécifique de 1,10 à 1,12 et on le verse dans un grand flacon dont on ne remplit que le tiers. On fait passer dans le flacon un courant d'hydrogène sulfuré, jusqu'à ce que, à l'orifice du vase, on sente une forte ordeur du gaz; on agite une fois et l'on remplit encore le flacon avec le gaz. On ferme ensuite le vase avec un bouchon de verre ou de caoutchouc et on laisse reposer pendant 24 heures dans un endroit tiède. Dans tous les cas il se produit un précipité toujours formé de soufre, mais qui contient aussi tous les sulfures métalliques précipitables, principalement de petites quantités de sulfure d'arsenic, qui souvent même se séparent d'un acide chlorhydrique vendu comme pur. On verse avec précaution l'acide clair dans un ballon à col court ou dans un grand gobelet de verre, et on le chauffe au bain de sable jusqu'à disparition de l'odeur d'hydrogène sulfuré. Ce qui se dépose encore est du soufre pur et, dans tous les cas, il ne peut avoir aucune action nuisible. On sépare encore une fois l'acide clair du dépôt pulvérulent en décantant et non en filtrant. Pour plus de sûreté, on le distille de nouveau dans une cornue. Souvent on ne trouve dans 20 ou 30 grammes de l'acide

aucune trace de substances nuisibles, tandis qu'on en découvre avec facilité dans 500 grammes.

Sous l'influence de l'acide chlorhydrique, les tissus, tendons,
ligaments, muscles, artères, se racornissent, l'amidon et la
dextrine sont transformés en sucre, et toute la masse se
sépare en un précipité solide se déposant au fond du vase et
un liquide clair qui surnage. On sépare ce dernier au moyen
d'un filtre, pour le soumettre à un traitement ultérieur. Il est
à remarquer que pour cette opération, comme pour la préparation des teintures, un certain temps est nécessaire pour que l'action puisse se produire, car les substances solubles dans l'acide
chlorhydrique ne peuvent pas être simplement extraites, mais
elles ne passent que par diffusion graduelle de l'intérieur des
tissus dans le liquide extérieur. On recommande souvent
d'ajouter par petites portions du chlorate de potasse à la
substance mélangée avec de l'acide chlorhydrique, afin,
pense-t-on, de détruire la matière organique. C'est tout simplement une erreur. Aucun corps organique n'est détruit par
le chlore de façon qu'il en résulte de l'acide carbonique et
de l'eau, pas même l'alcool très-riche en hydrogène, qui ne se
transforme qu'en chloral. Les combinaisons les plus riches
en carbone sont encore moins attaquées, les huiles et les
graisses notamment; on ne peut donc pas dire que les substances organiques sont détruites par l'acide chlorhydrique et
le chlorate de potasse, mais qu'elles sont seulement trans-
formées. En suivant ce procédé, on introduit de grandes
quantités de matières étrangères dans l'objet de la recherche,
matières dont la présence est tout à fait nuisible pour les
opérations ultérieures. Ainsi la précipitation par l'hydrogène
sulfuré est empêchée ou retardée. C'est une faute, dans une
recherche chimico-légale, d'introduire dans l'objet plus de
substances étrangères qu'il n'est absolument nécessaire. Dans
le cas présent les substances solubles dans l'acide chlorhydrique doivent seules entrer en dissolution, mais non celles qui
sont solubles dans le chlore, car de l'acide chlorhydrique est
contenu dans l'estomac, et de là les parties dissoutes passent

dans le canal intestinal et dans le chyle. Si l'on a l'intention, le cas échéant, de faire entrer aussi le sulfure d'arsenic en dissolution, il ne faut pas oublier que l'on n'est pas encore tout à fait certain que le sulfure d'arsenic est un poison, et que par contre l'orpiment contient toujours de grandes quantités d'acide arsénieux, qui entre aussi en dissolution sous l'influence de l'acide chlorhydrique. En dégageant du chlore dans la masse on fait aussi dissoudre le cinabre et l'œthiops minéral, ainsi que la pyrite de cuivre, la galène, le sulfure d'antimoine, qui à l'état naturel ne sont pas des poisons et qui sous forme de poudre traversent inaltérés le canal intestinal sans produire aucun effet nuisible. Si maintenant l'objet de la recherche a été traité par le chlorate de potasse et l'acide chlorhydrique, et si l'on découvre alors ultérieurement de l'arsenic, du cuivre, de l'antimoine, du mercure ou du plomb, on ne peut plus décider si ces métaux se trouvaient dans une combinaison tout à fait sans danger ou sous forme d'oxydes vénéneux. Il ne peut pas être du tout indifférent que le mercure trouvé ait été dans le contenu de l'estomac sous forme de cinabre ou sous forme de sublimé, et comment veut-on prendre une décision sur ce point, si la désagrégation a été faite avec du chlorate de potasse? Cette réflexion, faite après coup, mettrait l'expert dans la plus grande perplexité et l'empêcherait de pouvoir émettre une opinion positive, et entre les mains d'un défenseur habile elle serait un moyen pour contester le fait de l'empoisonnement, même si le chimiste pouvait présenter du mercure ou du cuivre métalliques extraits des matières essayées. On ne doit donc en aucune circonstance effectuer de prime abord le traitement des organes par le chlorate de potasse et l'acide chlorhydrique, mais on doit toujours le faire précéder du traitement par l'acide chlorhydrique. On a observé que dans les cadavres qui sont restés longtemps enterrés et qui ont succombé à un empoisonnement par l'arsenic, on pouvait même à la simple inspection reconnaître du sulfure d'arsenic. Si ce sulfure d'arsenic se trouvait en dehors de l'estomac et de l'intestin, il n'a pas pu parvenir tel quel dans ces organes, et par suite dans le foie ou dans la rate, et il doit avoir pris naissance, sous l'influence de la putréfaction, aux dépens d'acide arsénieux et du soufre des matières albuminoïdes. Si dans ce cas un traitement par l'acide chlorhydrique ne donne pas de résultats, le traitement par l'acide chlorhydrique et le chlorate de potasse est admissible et probant; mais il n'en serait pas du tout de même avec le contenu de l'estomac, parce que ici la substance a pu parvenir immédiatement sous sa forme non toxique. La simple digestion avec de l'acide chlorhydrique sera généralement suffisante pour obtenir un liquide filtrable, et même dans le traitement par le mélange chloré, l'acide chlorhydrique libre agit principalement en clarifiant le liquide.

Si maintenant après le traitement des organes internes (foie, poumons, glandes) on n'a pas obtenu de résultat, et si l'on doit déterminer si par hasard il ne s'est pas produit par décomposition des combinaisons qui ne sont pas immédiatement attaquables par l'acide chlorhydrique, comme le sulfure d'arsenic, le sulfure de mercure, le sulfure de cuivre et d'autres, un traitement par le chlore est permis pour faire entrer ces substances en dissolution. Ce traitement n'est probant que pour les parties internes du corps, mais non pour le contenu de l'estomac, comme on l'a déjà mentionné. Cependant on ne doit pas introduire dans la substance le mélange chloré, mais seulement le chlore pur. C'est une faute très-grande que d'introduire immédiatement dans l'objet de l'acide chlorhydrique et du chlorate de potasse, d'abord parce que en général il faut ajouter le moins possible de substances étrangères, ensuite parce que avec de grandes quantités de chlorate de potasse et d'acide chlorhydrique on peut volatiliser des traces d'arsenic, qui passent inaperçues lorsqu'on a affaire à de petites quantités de cette substance.

C'est pourquoi, en pareil cas, on introduit la substance divisée et délayée avec de l'eau dans un flacon de verre blanc, que l'on ne remplit qu'au tiers, et ensuite on y fait passer un

courant rapide de chlore préparé avec de l'acide chlorhydrique et du peroxyde de manganèse. Lorsque le flacon est
plein de gaz chlore, on l'agite vivement et on le remplit encore
une ou plusieurs fois de la même manière, après avoir
agité.

Pour dégager le chlore on prend du peroxyde de manganèse
en gros grains, dont on remplit un ballon, mais on ne verse
qu'un peu d'acide chlorhydrique concentré, environ jus-

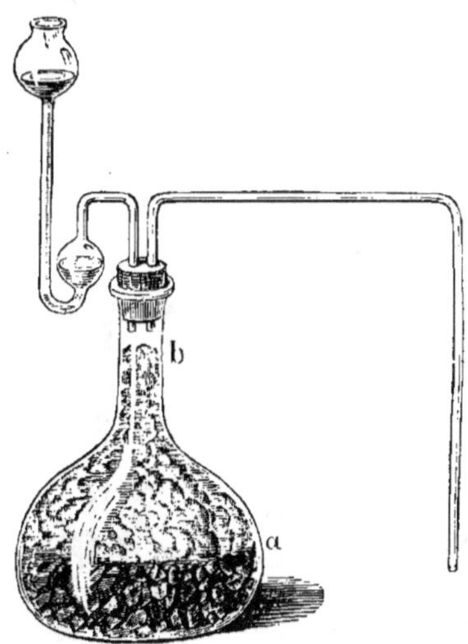

Fig. 33. — Appareil à chlore.

qu'en *a* (fig. 33), tandis que le peroxyde de manganèse s'élève
jusqu'en *b*. De cette façon, on empêche complètement le dégagement d'acide chlorhydrique libre et le cas échéant de
trichlorure d'arsenic. En employant de l'acide chlorhydrique
plus concentré, il se dégage plus de chlore à froid; cependant,
vers la fin, on chauffe au bain de sable. On vide le liquide
épuisé contenu dans le flacon, on ajoute encore du peroxyde
de manganèse, afin de remplir jusqu'en *b* le vide produit par
l'abaissement du peroxyde, et alors tout est prêt pour une
nouvelle opération. Dans cette opération, aucune trace des

métaux qui ont des chlorures volatils ne peut être entraînée, car le chlorure d'arsenic est transformé en acide arsénique, le chlorure d'antimoine en pentachlorure non volatil. Il ne peut pas être question d'autres métaux. Comme le mélange producteur du chlore peut accidentellement passer dans le vase contenant la substance à traiter, on met entre ce dernier et le ballon à dégagement un flacon, dit laveur, et l'appareil offre alors la disposition représentée par la figure 34, dans laquelle toutefois le flacon a doit être supposé rempli comme le ballon de la figure 33.

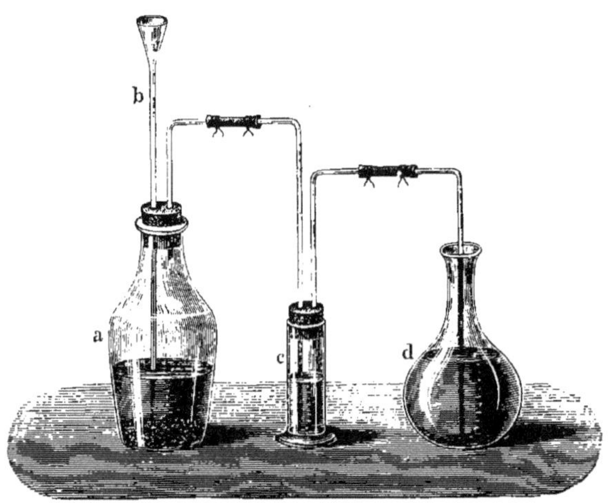

Fig. 34. — Appareil à chlore.

En outre il ne faut pas oublier que l'expert doit prendre toutes les précautions nécessaires pour ne pas perdre par accident l'objet soumis à sa recherche. On se représente dans quelle position on se trouverait si l'on devait avouer que l'objet s'est perdu par un accident; c'est ce qui arriverait si le vase de verre où l'on traite l'objet, exposé directement à la flamme, venait à se casser, et le liquide se répandrait sur le plancher et sur la table employée pour les travaux chimiques. Quand même on pourrait en recueillir la majeure partie, toute force probante lui serait enlevée, à cause de son simple contact avec le plancher ou la table du laboratoire.

Lorsque le vase est de verre, il ne faut donc jamais le mettre directement sur le feu, mais le placer sur un bain-marie de porcelaine bien propre, qui peut consister en une capsule hémisphérique ; si l'on n'a pas de capsule on place l'un dans l'autre deux gobelets de verre, dont l'extérieur contient de l'eau distillée, l'intérieur l'objet à examiner. Il n'est guère probable que les deux vases se brisent au même moment. Le chauffage au bain de sable est également très-sûr, parce que le vase de verre ne peut être surchauffé en aucun point, et l'on peut aussi faire en sorte que le sable et le vase qui le contient soient propres, afin que si l'objet vient par hasard à le toucher, il puisse servir quand même à la recherche.

Les vases contenant des liquides à filtrer et ceux dans lesquels on reçoit le produit de la filtration ne doivent pas être posés immédiatement sur la table, mais dans des soucoupes de porcelaine ou des capsules plates, afin de se mettre à l'abri de tout accident.

Rédaction du rapport.

Toute recherche légale entreprise sur la réquisition d'une autorité, doit se terminer par un rapport exposant le résultat de la recherche. Dans ce rapport il y a à distinguer :
1° Les formalités, 2° la chose elle-même.

Formalités.

Le rapport est écrit sur une feuille de papier pliée en deux ; on écrit sur la moitié droite, et on laisse la gauche libre. On procède ainsi, afin que les autorités qui doivent réviser et contrôler le rapport (Collége médical et députation scientifique) puissent faire des observations. En tête de la première page, à gauche, on indique l'objet du rapport, le nom du rapporteur et brièvement le résultat de la recherche. Mais tout en haut on inscrit le lieu et la date du rapport ; par exemple :

Lieu, le......juillet 187 .

Rapport du pharmacien (chimiste) N. N. sur l'examen des entrailles de N. N., mort à X., dans l'affaire contre N. N.

ou :

Rapport du chimiste N. N. sur des bonbons colorés, dans lesquels a été trouvé du chromate de plomb.

Le rapport commence par l'indication de l'autorité requérante et la mention littérale de la requête de l'autorité, ainsi que de la date de réquisition.

Vient ensuite une description de l'emballage de l'objet ou des objets ; on indique s'ils étaient cachetés, si le cachet et les liens étaient intacts et s'il était impossible de toucher à l'objet sans rompre le cachet ou les liens ; on note le poids brut, et dans le cas où il y a plusieurs objets, celui de chacun séparément. De cette façon on peut, en pesant ensuite l'emballage à part, connaitre le poids de l'objet sans vase.

La chose elle-même.

Le rapport proprement dit renferme des procédés employés pour la recherche une description exacte et assez complète pour que tout homme de science puisse juger si l'on a opéré suivant les règles. Cette partie du rapport doit être tout à fait objective et les phénomènes de l'expérience doivent être exposés tout à fait séparément des conclusions que l'on en tire. En outre, les méthodes connues ne doivent pas être simplement indiquées, mais on doit décrire l'expérience elle-même. Sous ce rapport on est souvent en défaut ; c'est ce que j'ai eu fréquemment l'occasion d'observer comme membre du Collége médical en révisant des rapports.

On ne doit pas dire, par exemple : « De l'acide sulfurique a été découvert par les sels de baryte, » mais : Le chlorure de baryum a produit dans le liquide un précipité blanc, qui par addition d'acide chlorhydrique et d'acide azotique et d'eau n'a pas été dissous.

On ne doit pas dire : « Il n'y avait pas d'alcaloïdes, » mais : Le liquide n'a donné, avec l'iode et l'iodure de potassium dissous, avec la solution d'iodure de mercure et de potassium avec l'acide molybdique, aucune trace de précipité ou de trouble, d'où l'on a conclu qu'il n'y avait pas d'alcaloïdes.

On ne doit pas dire : « Le prussiate de potasse a indiqué du cuivre, » mais : Le prussiate de potasse a donné naissance à un précipité rouge-brun, comme celui que produisent les sels de cuivre.

De même, dans une détermination quantitative, on ne doit pas dire : La quantité de l'arsenic, du cuivre, etc., s'élevait à tant de grammes ; mais le poids de la combinaison pesée (sulfure d'arsenic, arséniate ammoniaco-magnésien, peroxyde de cuivre, etc.) doit être immédiatement indiqué tel quel, afin que l'on puisse en déduire par le calcul la quantité du métal.

Ces exemples peuvent suffire pour montrer dans quel sens le rapport doit être rédigé. Il est absolument nécessaire que les autorités qui réviseront le rapport puissent juger si le rapporteur a tiré des conclusions exactes des phénomènes observés par lui : cela ne peut avoir lieu que si les observations sont exposées tout à fait objectivement, sans arrière-pensée ni conclusions. Pour cette raison, rien ne doit être supposé généralement connu, mais tout doit être exprimé aussi nettement que si cela arrivait pour la première fois.

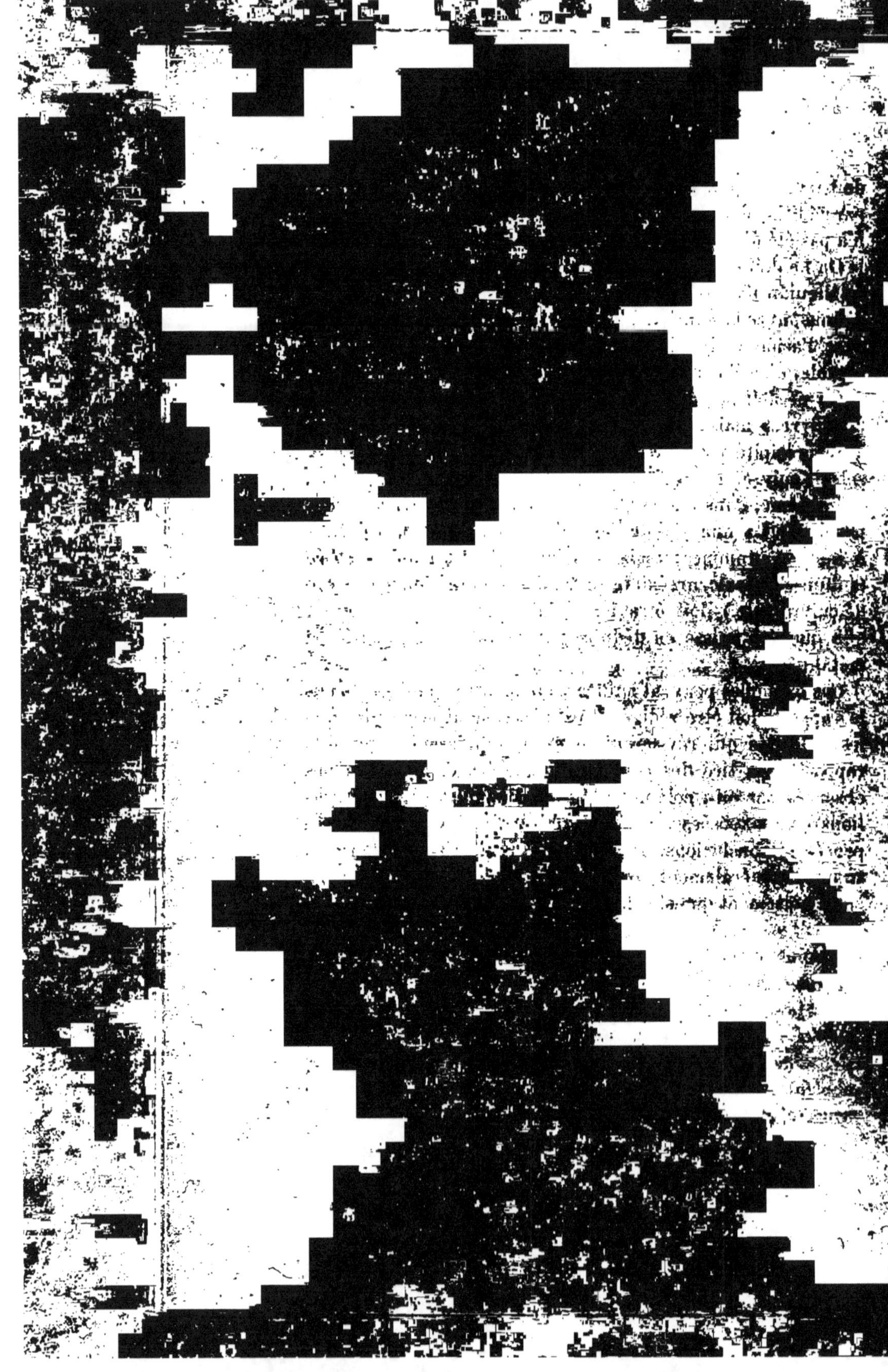

PARTIE SPÉCIALE

Poisons métalliques.

En passant à l'examen de chaque poison en particulier, nous commencerons par les poisons métalliques, parce qu'ils sont connus et employés depuis un temps plus long, et parce qu'ils offrent de la manière la plus nette le caractère des poisons proprement dits. Ils méritent particulièrement ce nom, parce qu'ils sont les plus faciles à administrer sans qu'on s'en aperçoive. Si on les fait prendre à petites doses, sans qu'on s'en doute, l'action s'accroit graduellement, jusqu'à produire l'anéantissement de la vie. Ils doivent cette propriété à leur faculté de se combiner avec les tissus du corps lui-même, ainsi qu'on l'a développé précédemment. Aucun poison métallique ne possède, à proprement parler, des propriétés destructrives ou corrosives, comme les acides minéraux et les alcalis.

Les poisons sont très-faciles à administrer sans qu'on s'en aperçoive, lorsqu'ils sont incolores et inodores, comme l'acide arsénieux, la céruse, l'oxyde de zinc ; ils le sont moins s'ils sont colorés, mais insipides, comme le vert de gris, le vert de Scheele, le minium, l'orpiment, l'oxyde de mercure ; enfin ils sont très-difficiles à faire prendre lorsqu'ils ont un goût très-fort ou de l'odeur, comme les sels métalliques solubles, les sels des alcaloïdes, les alcaloïdes volatils, l'acide prussique, le phosphore, etc.

Dans l'examen de chacun des poisons métalliques en parti culier, nous comprendrons ceux du même métal, parce que le procédé à suivre peut être ordinairement le même, et la conclusion tout au plus un peu différente. A propos de ces recherches, les chimistes se sont souvent efforcés de découvrir des méthodes très-sensibles, et les méthodes sont appréciées suivant leur degré de délicatesse et de sensibilité. On indique des procédés à l'aide desquels on peut reconnaître jusqu'à 1/500 de milligramme. Cela peut être intéressant au point de vue chimique, mais c'est tout à fait sans valeur pour le chimiste légiste. Il ne peut jamais s'agir, dans le cas qui nous occupe, de proportions aussi faibles, mais de la présence dé quantités dangereuses pour la vie. Si les quantités trouvées ne dépassent pas les limites de la possibilité de la présence accidentelle d'une substance, comme le cuivre, l'arsenic, le chimiste ne peut émettre un avis en se basant sur une réaction d'une pareille sensibilité. On sait que dans la recherche de l'arsenic on est allé si loin qu'on a prétendu l'avoir trouvé dans chaque parcelle de terre, dans chaque os. Une réaction sensible à un si haut degré devrait nécessairement faire naître les plus grands doutes. On n'a pas encore appliqué l'analyse spectrale à la recherche qualitative des poisons, et cependant on peut, à l'aide de cette méthode, découvrir de la lithine dans chaque grain de la cendre d'un cigare.

ARSENIC.

Acide arsénieux $AsO^3 = 99$.

Nous pouvons supposer que les propriétés extérieures de l'acide arsénieux sont connues. L'acide arsénieux vitreux se rencontre rarement, et avec le temps il se change même en acide arsénieux cristallin, qui est blanc et opaque. Ce n'est pas la vapeur de l'acide arsénieux tout formé qui a une odeur d'ail, mais celle de l'acide qui prend naissance au moment où l'arsenic métallique se volatilise. L'odeur d'ail peut se conserver assez longtemps dans les appartements.

L'acide arsénieux est très-difficilement soluble dans l'eau, il est un peu plus soluble dans l'eau bouillante que dans l'eau froide. Par le refroidissement de la solution saturée bouillante, de l'acide arsénieux se sépare en petits octaèdres. L'évaporation de la solution saturée à froid peut être poussée assez loin avant qu'il se sépare de l'acide arsénieux. Il est impossible de donner des indications exactes relativement à la solubilité de l'acide arsénieux, parce que dans toutes les expériences on a obtenu des nombres différents. Le chlorure ($AsCl^3$) qui correspond à l'acide arsénieux est un liquide volatil, et il passe à la distillation en même temps que l'eau. Le chlorure correspondant à l'acide arsénique ($AsCl^5$) n'existe pas. L'acide arsénieux n'est pas sensiblement décomposé par ébullition avec de l'acide chlorhydrique, si celui-ci n'est pas très-concentré. Un peu de chlore devient libre et des traces de chlorure d'arsenic ($AsCl^3$) se volatilisent. Tous les liquides qui contiennent de l'acide arsénieux laissent passer du chlorure d'arsenic lorsqu'on les distille avec de l'acide chlorhydrique. Le précipitant le plus important de l'acide arsénieux est l'hydrogène sulfuré, c'est pourquoi nous devons examiner l'action de ce corps avec un peu plus d'attention.

De l'acide arsénieux pur dissous dans l'eau distillée prend sous l'influence de l'hydrogène sulfuré dissous ou gazeux une coloration jaune, et ce n'est qu'au bout d'un long temps ou sous l'influence de la chaleur qu'il se forme un précipité jaune de sulfure d'arsenic. Mais si l'on ajoute au mélange seulement quelques gouttes d'acide chlorhydrique ou sulfurique, il se produit immédiatement, surtout à chaud, un précipité de sulfure d'arsenic jaune (AsS^3), que l'on reconnait très-facilement à sa forme floconneuse. La précipitation est complète. Dans le liquide qui surnage, aucun procédé ne peut déceler des traces d'arsenic. Ce précipité est soluble dans l'ammoniaque, dans les alcalis caustiques et carbonatés. Le sulfure d'arsenic n'est ni décomposé ni dissous par l'acide chlorhydrique. Chauffé seul à l'abri du contact de l'air, il fond et sublime sans altération. On voit par là que le sulfure d'arsenic fraichement formé est un peu soluble dans l'eau pure, mais non dans l'eau acide.

Le sulfure d'ammonium ne produit pas de précipité dans une solution d'acide arsénieux ; il s'en forme un cependant en présence d'un acide étendu.

Si l'on mélange de l'acide arsénique libre (AsO^5) ou de l'arséniate de soude avec de l'acide chlorhydrique, et si l'on traite le mélange par l'hydrogène sulfuré, il se produit un précipité, qui se compose de trisulfure d'arsenic (AsS^3) et de soufre libre. Avec l'ammoniaque on peut séparer le trisulfure d'arsenic, et le soufre reste. On peut donc admettre que l'hydrogène sulfuré, en agissant sur une solution chlorhydrique d'acide arsénique, réduit d'abord l'acide arsénique en acide arsénieux, et qu'ensuite ce dernier est précipité sous forme de trisulfure d'arsenic. En faisant passer avec précaution un courant d'hydrogène sulfuré dans cette dissolution on peut obtenir d'abord du soufre pur, puis du trisulfure d'arsenic (AsS^3). Si au contraire on décompose par un acide le sulfarséniate tribasique de soude ($3NaS$, AsS^5, $15Aq$) correspondant au sel de Schlippe, il se dépose un précipité très-clair, qui est réellement du pentasulfure d'arsenic, et qui se dissout entièrement dans l'ammoniaque. Cette combinaison existe donc réellement, mais non la combinaison chlorée correspondante ($AsCl^5$).

Marche de la recherche de l'arsenic.

Nous devons admettre que nous avons devant nous un liquide clarifié par l'acide chlorhydrique d'après les règles générales (page 68) et filtré, dans lequel nous soupçonnons et recherchons la présence de l'acide arsénieux. Ce liquide est versé dans un grand flacon de verre blanc bouchant à l'émeri dont on ne remplit que le tiers environ, dont on laisse par conséquent les deux tiers vides. On y fait passer un fort courant d'hydrogène sulfuré, soit avec l'un des appareils continus décrits précédemment (voyez page 33 et suivantes), soit avec un appareil monté exprès pour l'expérience.

Dans le dernier cas, on doit employer tout au plus 4 à 5 grammes de sulfure de fer. Comme trois parties d'acide arsénieux peuvent être complétement précipitées par quatre parties de sulfure de fer, et qu'en pareil cas on n'est jamais en présence de 1/2 gramme d'acide arsénieux, 1 gramme de sulfure de fer serait déjà plus que suffisant pour précipiter complétement l'acide arsénieux. On prend le sulfure de fer en poudre grossière et de l'acide sulfurique un peu étendu et chauffé. Dans tous les cas, le gaz doit traverser préalablement un flacon laveur, ou un tampon de coton ou d'asbeste, destinés à retenir les gouttelettes de la solution de sulfate de fer qui se forme dans le flacon et qui peuvent être entraînées par le dégagement gazeux. Aussitôt qu'à l'orifice du flacon on sent une forte odeur du gaz, on retire l'appareil à dégagement, on bouche le flacon et l'agite vivement; on replace ensuite le tube de dégagement, et on agite encore deux fois; à la fin, on remplit le flacon d'hydrogène sulfuré, on fixe solidement le bouchon et l'on abandonne le vase dans un lieu chaud pendant six à huit heures et on laisse passer la nuit. Il se produit ordinairement un précipité de couleur sale; le lendemain il s'est déposé au fond du vase. Lorsqu'on ouvre le flacon, on doit encore remarquer une forte odeur d'hydrogène sulfuré. Il est tout à fait inutile et même nuisible de faire passer, comme on le recommande souvent, le courant d'hydrogène sulfuré à travers le liquide pendant 12 ou même 24 heures. De même, on ne doit pas employer de grands appareils à dégagement avec 150 ou 200 grammes de sulfure de fer, parce que la quantité de poison à laquelle on a affaire est toujours très-petite. Maintenant on verse le contenu clair du flacon dans un autre vase, ou bien on le décante avec le petit siphon (fig. 7, page 23), et on porte ensuite le reste sur un filtre sans plis, en maintenant l'entonnoir couvert avec un disque de verre, afin que la dessiccation ne fasse pas adhérer le précipité. Lorsque tout le liquide s'est écoulé, on pousse le précipité à l'aide de la fiole à jet dans la pointe du filtre et on le lave avec de l'eau distillée chaude. On procède maintenant à la première purification du précipité, en l'arrosant avec de l'ammoniaque étendue chaude et recueillant le liquide dans une petite capsule de porcelaine. Il se dissout du sulfure d'arsenic et un peu des substances organiques ; il reste du soufre et beaucoup de substance organique et les autres sulfures métalliques qui peuvent se rencontrer. On met de côté ce qui reste sur le filtre, afin d'y rechercher d'autres métaux, mais dans le cas qui nous occupe on peut s'en dispenser, parce que nous supposons qu'il n'y a que de l'arsenic.

On évapore à sec le liquide filtré contenu dans la capsule ; il offre une couleur jaunâtre dans le cas de la présence d'arsenic. Il faut maintenant éliminer les substances organiques mélangées avec le sulfure. C'est ce que l'on fait de la manière la plus facile en carbonisant le résidu avec précaution. On place la capsule de porcelaine dans un petit bain de sable et l'on chauffe avec précaution. La masse noircit et il se dégage des vapeurs parfaitement visibles. Aussitôt que cela se produit, on couvre la capsule avec une plaque de verre, et l'on observe s'il se dépose encore de l'humidité sur la plaque. On enlève la plaque de verre, on la nettoie bien, on la remet en place, et ainsi de suite jusqu'à ce que la plaque ne se trouble plus. Au bain de sable on n'a pas à craindre qu'il se volatilise du sulfure d'arsenic, tandis que le soufre libre se vaporise facilement et que les corps organiques carbonisent complétement. On peut maintenant employer immédiatement pour la préparation de l'arsenic le reste carbonisé, ou bien on peut encore une fois lui enlever avec de l'ammoniaque le sulfure d'arsenic, filtrer sur un petit filtre, en recueillant le liquide dans une deuxième capsule de porcelaine et évaporer à siccité. Dans ce cas, on obtient un reste de couleur jaune pur, et l'on peut alors effectuer la première détermination quantitative. On pèse la capsule de porcelaine avec son contenu et ensuite vide, et l'on obtient ainsi le poids du précipité.

Pour être certain que l'on a affaire à de l'arsenic, sa réduction à l'état métallique est indispensable. L'acide arsénieux et l'acide arsénique sont très-facilement réduits par le charbon.

Seulement, dans les recherches légales, l'arsenic est toujours obtenu d'abord sous forme de trisulfure d'arsenic. Dans ces recherches, on doit avoir pour principe de toujours chercher à atteindre le but avec le moins d'opérations possibles, tout en ne perdant pas de vue la certitude complète du résultat. C'est pourquoi on doit faire en sorte de préparer l'arsenic métallique immédiatement avec le sulfure d'arsenic. Le soufre peut être enlevé facilement au sulfure d'arsenic par un grand nombre de métaux basiques, tels que le sodium, le fer, l'argent, le cuivre, mais l'arsenic est si différent de ces métaux, on pourrait même dire si analogue au soufre, qu'il ne forme pas avec eux des combinaisons volatiles, ce qui empêche une séparation par sublimation. Le métal qui permet une volatilisation complète est l'antimoine. Mais ce métal est sous beaucoup de rapports si analogue à l'arsenic, que pour cette raison il doit être éliminé. Par conséquent, le sulfure d'arsenic devrait être réduit par des métaux basiques oxydés, de façon que le soufre se combine au métal basique, et que ce dernier cède son oxygène à l'arsenic, et alors il devrait aussi y avoir un corps réducteur, qui enlève l'oxygène à l'acide arsénieux formé. Liebig avait proposé dans ce but le tartrate de chaux calciné. Dans ce cas, la chaux est le corps qui s'empare du soufre, et le charbon est le corps réducteur. Mais dans ce cas aussi, une partie de l'arsenic reste sous forme non volatile dans la masse calcinée. Le même reproche s'adresse aussi à la méthode de Berzélius fréquemment employée, méthode qui consiste à décomposer par la chaleur, dans un courant d'hydrogène, le sulfure d'arsenic mélangé avec du carbonate de soude. Berzélius pensait sans doute que tout l'arsenic était ainsi volatilisé, erreur qui plus tard a été rectifiée par H. Rose. Ce seul point mis de côté, le procédé est très-convenable pour obtenir des taches arsénicales, même avec de petites quantités d'arsenic, et à cause de cela nous devons le décrire avec détails.

Revenons donc au moment où nous avons pesé le sulfure d'arsenic dans une capsule de porcelaine. On ajoute une quantité assez grande de carbonate de soude et quelques gouttes d'eau; le précipité jaune entre alors promptement en dissolution sous l'influence de la chaleur. Il se produit du sulfure de sodium et de l'hyposulfite de soude, et du sulfure d'arsenic et l'acide arsénieux formé se dissolvent dans le sulfure de sodium. On évapore avec précaution à siccité, jusqu'à ce que la masse saline humide soit encore granuleuse. Dans

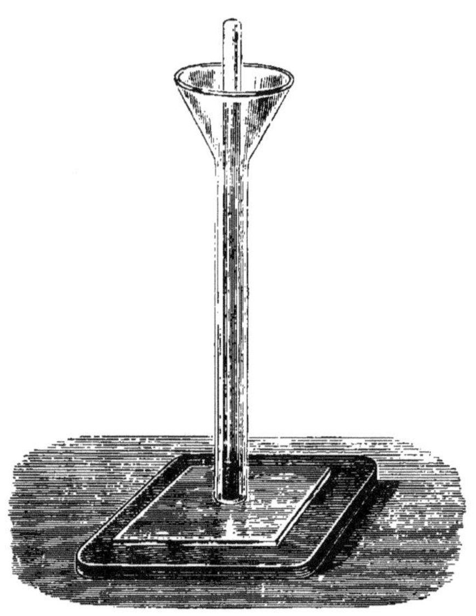

Fig. 35. — Préparation des pilules d'arsenic.

cet état on peut donner à la masse une forme convenable et une plus grande cohésion. On se sert dans ce but d'un tube de verre de 4 à 5 millimètres de diamètre intérieur, dans lequel peut passer facilement une baguette de verre. Le tube s'élargit supérieurement en un petit entonnoir, et inférieurement il est usé parfaitement plat, ainsi que la baguette à ses deux extrémités (fig. 35). Maintenant on verse un peu de la masse saline humide dans l'entonnoir et avec la baguette de verre on la pousse au fond du tube, après avoir posé ce dernier sur une plaque de verre épais. On introduit peu à peu toute la masse saline dans le tube, et on la condense en un petit cylindre massif, en frappant sur l'extrémité supérieure de la baguette de verre avec un petit marteau ou un petit morceau de bois. En pressant suffisamment sur la baguette de verre on fait sortir la masse saline cylindrique, que l'on fait couler doucement sur une petite soucoupe. La masse con-

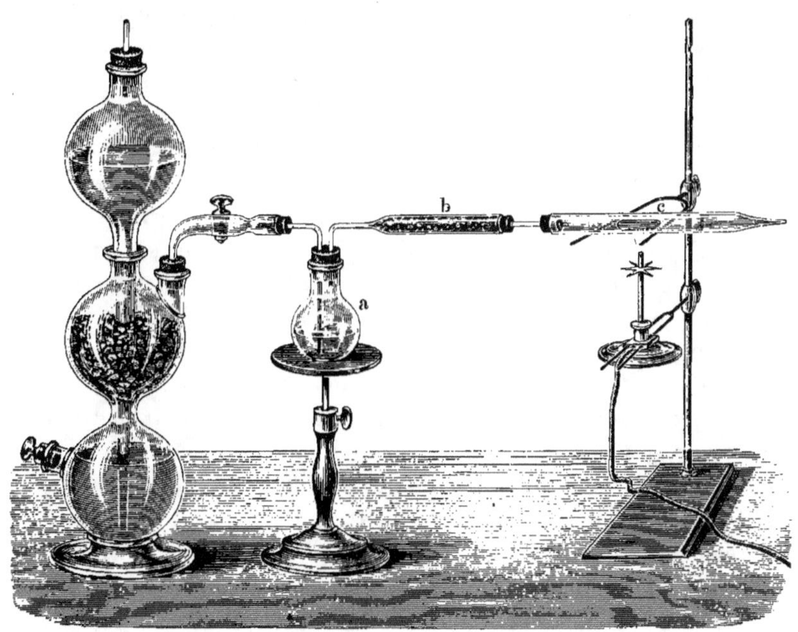

Fig. 36. — Réduction du sulfure d'arsenic.

tient encore beaucoup d'eau et elle doit être d'abord bien desséchée, avant d'être réduite dans un tube de verre. La masse avait déjà été suffisamment desséchée dans la capsule de porcelaine pour qu'elle ne fonde plus dans l'eau de cristallisation; elle supporte donc maintenant la chaleur extérieure d'une flamme un peu éloignée. A mesure que l'on approche la flamme, la température s'élève, et on reconnait nettement que de l'eau se dégage en plaçant au-dessus de la capsule une plaque de verre épais. Tant que la plaque se recouvre d'humidité on continue la dessiccation. Enfin la masse saline est transformée en un petit cylindre sec, que l'on expose maintenant au rouge dans un courant d'hydrogène pur. On emploie dans ce but un dégagement d'hydrogène continu se réglant de lui-même, soit dans l'appareil à boules (fig. 12), soit d'après le principe de Gay-Lussac, qui dans le briquet à l'hydrogène de Döbereiner a été l'objet d'applications si variées. La figure 36 (p. 87) montre la disposition de tout l'appareil.

Le gaz, au sortir de l'appareil, se rend immédiatement dans un petit flacon a, qui contient une dissolution de nitrate d'argent. Ce flacon a pour objet de retenir les traces d'hydrogène sulfuré ou d'acide arsénieux qui pourraient se former, et en outre d'indiquer, par le passage des bulles dans le liquide qu'il renferme, l'intensité du dégagement. Au flacon a est adapté un tube de verre b contenant des fragments de chlorure de calcium, et c est le tube à réduction. Ce tube est en verre difficilement fusible, sa longueur est de 100 à 120 millimètres, son diamètre extérieur de 10 millimètres, et son diamètre intérieur de 6 à 7 millimètres. Il est bon que l'épaisseur de ses parois ne soit pas trop faible, afin qu'il ne se courbe pas pendant le chauffage au rouge. L'extrémité libre du tube est étirée en une longue pointe mince, et le bord de l'autre extrémité est un peu arrondi, afin qu'elle ne déchire pas le bouchon. Avant de procéder à l'expérience proprement dite, on doit s'assurer que ni le zinc ni l'acide (chlorhydrique ou sulfurique), employés pour dégager l'hydrogène, ne contiennent des traces d'arsenic. L'appareil à gaz a été vidé plusieurs fois, afin que maintenant il soit rempli d'hydrogène. A la place de c, on adapte un tube de verre vide de même forme; en tournant le robinet, on fait passer à travers a et b un faible courant de gaz, et l'on chauffe un point du tube jusqu'au rouge. Cette expérience préliminaire doit durer un quart d'heure. On ne doit pas apercevoir le moindre dépôt en c, et pas de trouble ou de précipité en a. Toutefois un précipité qui se formerait en *a* pourrait être dû à du soufre contenu dans le zinc; mais si *a* demeure limpide, on a une certitude d'autant plus grande que tout dépôt produit en *c* provient de l'objet analysé et non de l'appareil. On place maintenant la masse saline contenant le sulfure d'arsenic au milieu de la partie cylindrique du tube *c,* on laisse dégager l'hydrogène et l'on chauffe d'abord avec une lampe à alcool que l'on tient à la main. Il se montre ordinairement encore un dépôt d'humidité, parce que l'on peut chauffer plus fortement dans le tube que dans la capsule de porcelaine. On expulse ce dépôt avec la flamme de l'alcool, et lorsqu'il a disparu, on allume la lampe à alcool d'Argand. Le tube *c* repose sur un support en toile métallique. On porte peu à peu la température au rouge dans le point où se trouve le petit cylindre. L'expulsion de l'arsenic ne commence qu'à une température très-élevée et elle dure assez longtemps. On ne doit donc pas arrêter trop tôt l'expérience.

En même temps que cette expérience, on peut aussi faire une deuxième détermination quantitative. Si avant l'expérience on a pesé sec le tube *c,* on peut après l'opération retirer la masse saline par le large orifice du tube et, en pesant ce dernier avec le dépôt, obtenir le poids de celui-ci. Si la masse saline ne se détachait pas complétement des parois du tube, on porterait un trait de lime entre la masse et le dépôt, et en ce point on couperait le tube à l'aide d'un charbon incandescent. On peut maintenant laver avec de l'eau l'extrémité large du tube, la dessécher et la peser avec l'autre morceau.

Le dépôt d'arsenic est noir, brillant, cohérent; dans les points où il offre le moins d'épaisseur, il paraît transparent avec une couleur brune. Lorsqu'il est épais, il s'en détache facilement et spontanément des lamelles, qui alors tombent et que l'on peut employer pour faire l'épreuve de l'odeur. On les chauffe sur une petite lame de mica, jusqu'à ce qu'elles se volatilisent, et elles répandent alors la forte odeur caractéristique qui est le signe le plus certain de la présence de l'arsenic. Si des lamelles ne se détachent pas d'elles-mêmes, on enlève à l'aide d'un couteau une petite quantité du dépôt, dont on se sert pour l'essai. Dans aucun cas on ne doit négliger l'épreuve de l'odeur, quoique l'on doive sacrifier une partie du dépôt. Il est beaucoup plus important d'avoir la certitude que l'épreuve de l'odeur a eu lieu que de pouvoir produire un dépôt un peu plus abondant.

L'arsenic métallique présente une modification allotropique. Lorsqu'il est sublimé à une basse température, il donne lieu à un dépôt jaune sale. Au commencement de l'expérience, une petite quantité de ce dépôt apparait ordinairement dans les points où le tube n'est pas encore chaud. On croit alors habituellement qu'une petite portion de soufre s'est volatilisée, mais cela n'est pas possible en présence de l'excès de carbonate de soude. À mesure que la température augmente, ce dépôt prend la forme métallique brillante. Il est à l'arsenic métallique ce qu'est le sélénium rouge précipité au sélénium dit métallique, produit par l'action de la chaleur, lequel est même un peu malléable.

Les réactions chimiques qui se produisent sont les suivantes.

Lors de la fusion du sulfure d'arsenic ($As\,S^3$) avec le carbonate alcalin, il se forme avec le sulfure métallique alcalin un sulfoarséniate, dans lequel le sulfure d'arsenic ($As\,S^3$) a été transformé en combinaison sulfurée d'un degré supérieur ($As\,S^5$), avec séparation d'arsenic métallique. Avec 5 atomes $As\,S^3$, il se forme 3 atomes $As\,S^5$, et 2 atomes d'arsenic métallique peuvent se dégager :

$$5\,As\,S^3 = 3\,As\,S^5 + 2\,As.$$

C'est le résultat de l'affinité dite prédisposante, le sulfure $As\,S^5$ ayant pour se combiner avec le sulfure métallique alcalin plus d'affinité que le sulfure $As\,S^3$. Le sulfure le plus élevé de l'arsenic est décomposé par le carbonate alcalin en un sulfoarséniate et arséniate alcalin. Si l'on chauffe le trisulfure d'arsenic avec un carbonate alcalin dans un tube de verre, au milieu d'un courant de gaz hydrogène, on obtient un dépôt épais d'arsenic métallique. Pendant la fusion la masse est brune, après le refroidissement sa couleur est plus claire, elle est presque blanche ; mais elle contient encore beaucoup d'arsenic, de sorte que de cette façon on n'a expulsé du mélange qu'une partie un peu plus grande d'arsenic que par la simple fusion avec le carbonate alcalin sans l'action de l'hydrogène. La solution aqueuse de la masse chauffée au rouge, traitée par l'azotate d'argent et sursaturée par l'ammoniaque, donne, après avoir été séparée par filtration du sulfure d'argent, une solution qui contient et de l'arsénite et de l'arséniate d'argent. Si dans la solution ammoniacale on ajoute avec précaution de l'acide azotique étendu, l'arséniate d'argent jaune clair se précipite d'abord, et ensuite l'arsénite brun. Mélangé, le précipité est toujours brun, parce que la coloration claire du premier précipité est couverte par la couleur plus foncée du second.

Si l'on fond le sulfure d'un degré plus élevé (AsS^5) avec un carbonate alcalin, il n'est pas altéré par chauffage dans un courant d'hydrogène, car dans les sulfosels alcalins de l'arsenic, le sulfure d'arsenic n'est pas attaqué par l'hydrogène à une température élevée. De même, si l'on fond le trisulfure d'arsenic avec un carbonate alcalin et du soufre, il ne se produit pas d'anneau arsénical. On peut de cette manière distinguer facilement les deux sulfures de l'arsenic. Le trisulfure donne un anneau arsénical, mais le pentasulfure n'en donne pas. On voit par là qu'il est indispensable de séparer encore une fois par l'ammoniaque le premier précipité de sulfure d'arsenic, afin d'éliminer le soufre en excès. Cette élimination est surtout nécessaire lorsqu'on a fondu le premier précipité avec de l'azotate de soude, pour détruire les matières organiques et séparer l'antimoine, dans le cas où ce métal est présent. Il se forme alors nécessairement de l'acide arsénique, qui lors de la deuxième précipitation avec l'hydrogène sulfuré donne un précipité mixte de AsS^3 et S^2. Cette oxydation par fusion avec de l'azotate de soude a encore un autre inconvénient : elle rend nécessaire un traitement par l'acide sulfurique, afin d'expulser l'acide azotique.

Parlons maintenant de la décomposition du sulfure d'arsenic par le cyanure de potassium. On s'est servi pendant long-temps de ce procédé pour obtenir l'anneau arsénical. Les deux sulfures d'arsenic ($As\,S^3$ et $As\,S^5$), fondus dans un petit ballon avec du cyanure de potassium, donnent un anneau d'arsenic, même si l'on a ajouté au mélange du carbonate de soude, et l'on peut même de cette manière obtenir avec de très-petites quantités de sulfure d'arsenic de l'arsenic à l'état métallique.

Pendant la fusion la masse est brune, mais après le refroidissement elle est presque blanche. Si la fusion avec du cyanure de potassium est effectuée dans un creuset de porcelaine, la masse fondue se dissout complétement dans l'eau après le refroidissement. Si l'on sursature la dissolution avec de l'acide chlorhydrique, du sulfure jaune d'arsenic se précipite, tandis qu'il se dégage de l'acide prussique et de l'hydrogène sulfuré. Tout l'arsenic du sulfure ne s'est donc pas séparé et volatilisé, mais une partie reste combinée avec du sulfure de potassium sous forme de sulfosel et résiste sous cette forme à la décomposition par le cyanure de potassium. Le liquide séparé du sulfure d'arsenic précipité est coloré en rouge de sang foncé par le perchlorure de fer, ce qui prouve qu'il s'est formé du sulfocyanure de potassium.

Si l'on mélange du sulfure d'arsenic ($As\,S^3$ ou $As\,S^5$) avec du soufre, et si l'on fond le mélange avec du cyanure de potassium, avec ou sans addition de carbonate de soude, il ne se sépare pas d'arsenic métallique, et par suite il ne se forme pas d'anneau arsénical. En présence d'un excès de soufre, il ne sublime qu'une partie de celui-ci. Si le sulfure le plus élevé de l'arsenic a formé avec du sulfure de potassium ou de sodium un sulfosel, le cyanure de potassium ne peut de ce dernier séparer aucune portion d'arsenic. Dans les recherches légales, il faut donc ne pas perdre de vue que, avec un excès de soufre, cette preuve importante ne peut pas être obtenue à l'aide du cyanure de potassium. Ce dernier cas se produit très-facilement lorsqu'on opère la désagrégation des organes à examiner avec l'acide chlorhydrique et le chlorate de potasse, ou lorsque, en vue de détruire les substances organiques, on a fondu le

premier sulfure d'arsenic brut avec de l'azotate et du carbonate
de soude. Dans ce cas l'hydrogène sulfuré sépare du trisulfure
d'arsenic et du soufre libre, dont la quantité est encore aug-
mentée par l'action de l'oxygène de l'air ou de restes de substances oxydantes. Le résultat de l'analyse est alors erroné.

Dans un travail très-approfondi, Fresenius et Babo [1] ont
essayé les différentes méthodes de réduction de l'arsenic de la
combinaison sulfurée, et ils ont finalement donné la préférence à un procédé qui se rattache à celui dont il vient d'être
question. Ils opèrent la désagrégation des organes par ébullition avec de l'acide chlorhydrique, avec addition de petites
quantités de chlorate de potasse. Dans le liquide filtré, ils
précipitent l'arsenic par l'hydrogène sulfuré et ils obtiennent
un sulfure d'arsenic contenant des matières organiques et du
soufre libre. Pour détruire les matières organiques, ils dessè-
chent le filtre avec le précipité, ils ajoutent goutte à goutte
de l'acide azotique fumant, jusqu'à ce que tout soit humecté,
ils évaporent à siccité au bain-marie, ils ajoutent ensuite de
l'hydrate d'acide sulfurique chauffé et ils chauffent pendant
deux ou trois heures au bain-marie, enfin au bain de sable à
150°, jusqu'à ce que la masse carbonisée soit devenue friable.
Ils traitent le résidu par l'eau distillée bouillante, jusqu'à ce
que le liquide filtré n'ait plus de réaction acide.

Le liquide filtré contient maintenant l'arsenic à l'état d'a-
cide arsénique. Celui-ci est d'abord transformé en acide arsénieux par l'acide sulfureux ou directement en sulfure d'arsenic par l'hydrogène sulfuré. Dans ce dernier cas, du soufre
se trouve mélangé au sulfure. Ils épuisent le précipité lavé
sur le filtre avec de l'ammoniaque, ils évaporent le liquide au
bain-marie dans une capsule de porcelaine, et ils déterminent
le poids du trisulfure d'arsenic en retranchant le poids de la
capsule. Le poids multiplié par 0,803 donne l'acide arsénieux,
ou l'arsenic métallique si on le multiplie par 0,609. Dans ce
qui reste sur le filtre on peut rechercher d'autres métaux.

---

[1] *Annal. der Chemie und Pharm.*, 49, 304.

Ce précipité de sulfure d'arsenic est mélangé intimement avec 12 parties d'un mélange de 3 parties de carbonate de soude sec et 1 partie de cyanure de potassium, et ensuite chauffé dans un tube de verre au milieu d'un courant d'acide

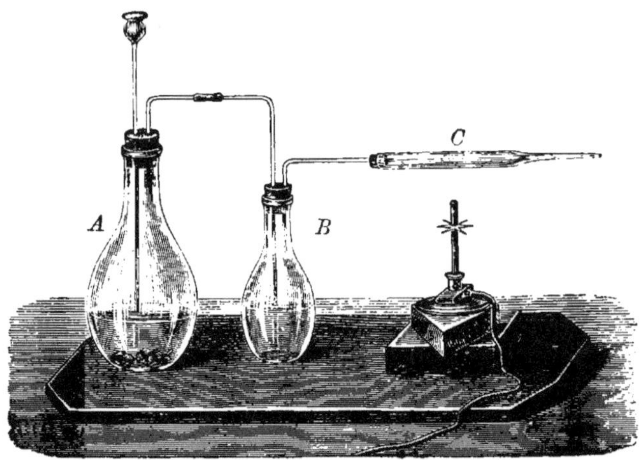

Fig. 37. — Réduction du sulfure d'arsenic.

carbonique sec. La figure 37 représente l'appareil employé dans ce but. Le flacon A contient du marbre, de la pierre calcaire ou de la magnésite en fragments grossiers; le flacon B

Fig 38. — Tube à réduction.

de l'acide sulfurique concentré, afin de dessécher le gaz. Par le tube à entonnoir a, on verse de l'acide chlorhydrique pur, pour produire un dégagement régulier, mais peu intense d'acide carbonique. Le tube à réduction C contient l'objet à analyser préalablement desséché; il est représenté en grandeur naturelle par la figure 38.

D'après Fresenius et Babo (*l. c.*, p. 304), tout l'arsenic doit être réduit et volatilisé dans cette opération, et si l'on a continué le chauffage pendant un temps assez long, le résidu ne contient plus une trace d'arsenic. Cette assertion n'est pas du tout d'accord avec les indications de Rose; il est cependant à remarquer que les conditions ne sont pas tout à fait les mêmes. Fresenius et Babo ajoutent beaucoup de carbonate de soude dans le mélange, et sous ce rapport la méthode se rapproche de celle de Berzélius, dans laquelle le mélange de sulfure d'arsenic et de carbonate de soude est décomposé au milieu d'un courant d'hydrogène. Dans le premier cas, le cyanure de potassium remplace l'hydrogène et réduit l'acide arsénique, qui a pris naissance aux dépens du trisulfure d'arsenic en formant du pentasulfure. Mais dans ce cas aussi tout l'arsenic n'est pas volatilisé, et il en reste une partie dans la masse sous forme de sulfosel. Fresenius et Babo emploient, à la place de l'hydrogène, l'acide carbonique, afin d'empêcher qu'il ne se volatilise de l'antimoine, ce à quoi l'on peut arriver beaucoup plus facilement d'une autre manière; il suffit d'employer pour le traitement du sulfure d'arsenic du carbonate d'ammoniaque au lieu d'ammoniaque pure. Mais avec aucun autre procédé on n'observe une odeur d'arsenic aussi intense que lors de la volatilisation dans l'acide carbonique, ce qui, toutefois, indique une perte d'arsenic. En résumé, le procédé est trop long, il comprend un trop grand nombre d'opérations, et il nécessite l'addition de quantités considérables de substances étrangères.

La méthode la plus simple pour séparer tout l'arsenic, sans l'emploi d'appareils à gaz, est la suivante.

Le sulfure d'arsenic jaune séparé de la solution ammoniacale est, comme on l'a dit précédemment, au fond d'une capsule de porcelaine; on l'arrose avec une quantité convenable d'acide azotique et quelques gouttes d'acide chlorhydrique, puis on évapore. Il se forme de l'acide arsénique et de l'acide sulfurique, et il peut aussi se précipiter un peu de soufre. Vers la fin de l'opération, il y a de l'hydrate d'acide sulfurique, qui se dégage sous forme de vapeurs blanches. Il faut chauffer jusqu'à siccité complète, parce que l'acide arsénique n'est pas décomposé au-dessous de la chaleur rouge, puis dissoudre l'acide arsénique dans quelques gouttes d'eau et ajouter du charbon de bois en gros grains sans poussier, afin d'absorber le liquide en chauffant. On dessèche jusqu'à ce qu'une plaque de verre placée au-dessus de la capsule ne se recouvre plus d'humidité. Dans un tube de verre fermé inférieurement et à parois très-épaisses, on introduit les petits fragments de charbon, on place par-dessus une couche de petits morceaux de charbon pur et l'on chauffe d'abord la couche supérieure du charbon. L'oxygène est ainsi absorbé dans le tube imparfaitement fermé. On introduit peu à peu dans la flamme la partie inférieure du tube, il se produit bientôt un beau dépôt d'arsenic. Si, par hasard, des traces d'humidité viennent à se condenser dans le tube au commencement de l'opération, on les enlève à l'aide d'une bande de papier à filtrer enroulée autour d'une baguette de verre. On peut parfaitement préparer soi-même le charbon nécessaire pour cette opération avec du bois de sapin que l'on calcine une fois légèrement dans un creuset fermé. Le charbon de meules contient toujours des substances goudronneuses condensées, et il a besoin, en tout cas, d'une seconde calcination. Pour obtenir la poudre grossière d'un millimètre cube de volume environ, on tamise le charbon entre deux tamis différents. Dans cette décomposition on obtient la quantité totale de l'arsenic, parce qu'il n'y a rien qui puisse retenir ce corps. Comme le soufre, l'arsenic en combinaison avec le potassium ou le sodium perd sa volatilité, et s'il peut se former de l'arséniure de sodium, une partie échappe à la sublimation. C'est ce qui arrive notamment lorsqu'on emploie le cyanure de potassium.

J'ai obtenu de la manière suivante une très-belle réduction du sulfure d'arsenic qui se trouve dans la capsule avec de l'oxalate neutre de soude, sel qui, comme on le sait, cristallise sans eau de cristallisation. On enlève ce qui reste de

sulfure d'arsenic dans la capsule en le broyant avec l'oxalate
de soude, et l'on introduit le mélange, bien desséché, dans
un tube à essais plus ou moins large, suivant la quantité de
matière; le tube est fermé imparfaitement avec un bouchon
de craie. Maintenant on chauffe le tube tenu incliné ou horizontalement dans la flamme d'une lampe à alcool d'Argand
ou d'un bec à gaz de Bunsen. Il se forme très-promptement un dépôt métallique brillant, qui augmente pendant
longtemps. On règle la flamme de façon que le verre ne se
ramollisse pas et ne se courbe pas, et on laisse la réaction se
produire pendant un quart d'heure ou une demi-heure. Le
dépôt métallique est très-net et très-brillant.

L'oxalate de soude dégage, en se décomposant, de l'acide
carbonique et de l'oxyde de carbone, et ce dernier remplace
l'hydrogène de l'expérience précédente. Nous avons, par conséquent, un dégagement de gaz dans le tube même. Le mélange reste gris comme lors de la calcination des oxalates. Un
milligramme d'acide arsénieux en solution aqueuse filtrée
fut traité par l'hydrogène sulfuré, puis précipité par l'acide
chlorhydrique, lavé sur le filtre et dissous sur celui-ci avec
de l'ammoniaque; le liquide fut recueilli dans une capsule
de porcelaine, où on l'évapora à siccité, jusqu'à ce qu'il ne
restât plus qu'un dépôt jaune à peine visible; celui-ci fut broyé
avec de l'oxalate de soude et introduit dans un tube étroit;
en chauffant ce dernier, on obtint dans le tube de verre, large
de 5 millimètres, un dépôt d'arsenic très-net et très-brillant
et de 4 millimètres de largeur; il résulte de là que cette méthode de réduction de l'arsenic pourrait être regardée comme
la plus facile.

L'arséniate ammoniaco-magnésien, décomposé au rouge
par l'hydrogène, peut aussi donner un beau dépôt métallique. On oxyde le sulfure d'arsenic dans la capsule de porcelaine avec de l'acide azotique concentré, on mélange avec
de l'ammoniaque et ensuite on précipite avec le mélange
connu de chlorure de magnésium, de chlorure d'ammonium
et d'ammoniaque. On lave le précipité sur un petit filtre,

on le dessèche et on le réduit par l'hydrogène dans l'appareil précédemment décrit (page 87, fig. 36). Le procédé n'est cependant pas préférable à celui dont il vient d'être question. Avec le cyanure de potassium ce sel donne également un beau dépôt arsénical.

Appareil de Marsh.

L'observation de Marsh a fait une diversion particulière dans la recherche de l'arsenic; ce chimiste a remarqué que du zinc dissous avec des acides dans un liquide renfermant de l'arsenic, donne un hydrogène contenant de l'hydrogène arsénié et qui, enflammé, fournit sur la porcelaine de grandes taches d'arsenic métallique. Comme avec de l'acide arsénieux pur l'expérience réussit très-facilement et qu'elle donna de très-grandes taches arsénicales, on fut bientôt tenté de mettre de côté toutes les autres méthodes de recherche de l'arsenic, et de se borner seulement à l'emploi de l'appareil de Marsh. On alla même jusqu'à introduire immédiatement l'extrait chlorhydrique de l'objet dans l'appareil, de sorte qu'une recherche de l'arsenic, indépendamment de l'extraction, pouvait être terminée en un quart d'heure. Cependant on s'aperçut que ce procédé présentait des difficultés importantes dans son application. Dans les liquides qui tiennent en dissolution des combinaisons organiques albuminoïdes, il se forme des bulles d'écume, qui ne crèvent pas facilement, qui remplissent les vases et finissent par déborder. Ensuite une partie de l'arsenic se précipite sur le zinc et empêche alors l'obtention sous forme métallique, et enfin on a observé que l'antimoine a aussi une combinaison hydrogénée, qui prend naissance de la même manière, et qui mélangée avec l'hydrogène arsénié peut donner lieu à des erreurs. Les espérances que l'on avait fondées sur le nouveau procédé furent ainsi considérablement amoindries. On dut extraire le poison des organes comme à l'ordinaire et précipiter l'arsenic par l'hydrogène sulfuré, on dut transformer le sulfure d'arsenic en une combinaison oxygénée et détruire les matières organiques, on dut exécuter une opération afin d'éliminer l'antimoine, et avec cela on avait encore la certitude qu'une partie de l'arsenic s'était précipitée sur le zinc et perdue, et enfin on avait altéré la pureté de l'objet par une grande quantité de sulfate de zinc et on l'avait rendu impropre à servir pour toute autre recherche ultérieure. Par suite de ces considérations l'appareil de Marsh fut employé plus rarement.

La forme la plus simple de cet appareil consistait en un flacon à dégagement, avec entonnoir et un tube terminé en pointe, dans lequel se trouvait du chlorure de calcium destiné à retenir la vapeur d'eau. Aussitôt qu'un peu d'arsenic se précipite sur le zinc, le dégagement de l'hydrogène devient tumultueux par suite de la formation d'une petite pile locale, et tout le liquide peut entrer en ébullition. Le courant d'hydrogène contient alors trop peu d'hydrogène arsénié, et le gaz sort du tube trop tumultueusement. La quantité de l'arsenic qui se dépose dépend beaucoup de la manière dont on ajoute le liquide arsénical. Si on l'ajoute trop rapidement, on obtient souvent à peine le tiers de la quantité d'hydrogène arsénié qui se dégage lorsqu'on l'ajoute lentement. On est loin d'avoir un dégagement gazeux aussi parfait que celui que l'on obtient en réglant un appareil continu à l'aide d'un robinet. Il y a en outre un grand nombre de causes qui empêchent le dégagement d'hydrogène arsénié, en produisant dans le liquide la décomposition du gaz. C'est ce qui a lieu en présence de l'acide azotique, de l'acide chlorique, du bichlorure de mercure et en général de la plupart des sels métalliques qui sont précipités de leur solution par l'hydrogène sulfuré. Pour éviter tous ces inconvénients on procédait de la manière suivante :

Le premier précipité de sulfure d'arsenic impur mélangé de substances organiques était desséché, puis fondu dans un creuset de porcelaine avec une quantité convenable d'azotate de soude. Les corps organiques étaient ainsi détruits, l'ar-

senic et l'antimoine transformés en les acides correspondants
du degré le plus élevé, et il restait encore un excès d'azotate de soude. En traitant la masse par l'eau il restait du
méta-antimoniate de soude, et il ne passait que de l'acide
arsénieux dans le liquide filtré. De ce dernier on devait,
maintenant, par évaporation avec un excès d'acide sulfurique, jusqu'à l'apparition des vapeurs blanches épaisses
d'hydrate d'acide sulfurique, expulser tout l'acide azotique,
et de cette façon seulement on obtenait un liquide propre à
être introduit dans l'appareil de Marsh. Nous sommes arrivés
précédemment aux mêmes résultats d'une autre manière
beaucoup plus facile. Le sulfure d'arsenic a été épuré par
l'ammoniaque étendue, ou encore plus sûrement par le carbonate d'ammoniaque, qui n'attaque pas le sulfure d'antimoine.
L'action nuisible des matières organiques peut être détruite
par une calcination bien dirigée dans un creuset de porcelaine couvert. On devrait, en tous cas, s'arranger de façon
à séparer l'antimoine, si l'on pouvait admettre que de l'émétique a été administré au défunt dans le but d'éliminer le
poison, ce qui, il est vrai, serait tout à fait insensé. De ce
qui précède il résulte que le procédé recommandé en premier
lieu est, sous tous les rapports, beaucoup plus simple et beaucoup plus sûr, parce qu'il n'entraine pas nécessairement une
perte d'arsenic, ni le mélange de l'objet avec de grandes
quantités de sulfate de zinc et d'acide sulfurique.

On a aussi recherché et décrit avec soin la différence qui
existe entre les taches d'arsenic et les taches d'antimoine;
mais il ne s'est jamais élevé de doute sur ce point, parce que
l'antimoine est déjà éliminé par le traitement avec le carbonate d'ammoniaque. Les taches arsénicales sont brillantes,
brun-noir, et elles sont immédiatement dissoutes par l'hypochlorite de soude; les taches d'antimoine sont noires, mates,
pulvérulentes, et l'hypochlorite de soude ne les dissout pas.
Si les taches consistaient en un mélange d'arsenic et d'antimoine, ces caractères distinctifs ne pourraient être d'aucun
secours. Mais ce cas ne pourrait se présenter que si l'on avait

introduit dans l'appareil de Marsh le précipité produit par l'hydrogène sulfuré, après l'avoir simplement oxydé sans lui faire subir de traitement ultérieur, ce qui est absolument inadmissible.

Un troisième mode de séparation de l'arsenic et de l'antimoine consiste en un traitement du précipité sulfuré par le sulfite de soude. Ce sel dissout facilement le sulfure d'arsenic, mais non le sulfure d'antimoine, si les liquides ne sont pas très-concentrés et chauds. A l'aide de la fiole à jet, on fait tomber le précipité qui se trouve sur le filtre dans une capsule de porcelaine, on ajoute du sulfite de soude, on laisse digérer quelques instants et l'on filtre sur le même filtre. Dans le liquide filtré on précipite le sulfure d'arsenic par l'acide acétique ou chlorhydrique, et on le traite ensuite comme précédemment. Cette séparation repose sur la nature plus acide du sulfure d'arsenic comparé au sulfure d'antimoine, et sur la nature un peu alcaline du sulfite de soude. Ce sel bleuit le papier rouge de tournesol et brunit le papier de curcuma. Au contraire le sulfite d'ammoniaque ne dissout pas le sulfure d'arsenic, ou seulement très-peu, parce que l'acide sulfureux neutralise plus l'ammoniaque que la soude, qui est un alcali plus fort. Ainsi j'ai trouvé aussi que le borax, le verre soluble dissolvent également le sulfure d'arsenic en donnant des liquides incolores, et il en est probablement ainsi de tous les sels alcalins avec acides faibles. Mais non-seulement tous ces sels n'offrent aucun avantage sur l'ammoniaque étendue, mais encore ils ont l'inconvénient de ne pas être volatils et par suite de ne pas permettre d'obtenir l'arsenic sans filtration dans la capsule de porcelaine.

Marsh avait recommandé d'écraser la flamme de l'hydrogène en combustion sur une plaque de porcelaine froide. Alors l'hydrogène brûle et l'arsenic se précipite sur la plaque froide sous forme de grandes taches brillantes. Seulement en procédant ainsi on ne peut faire aucune expérience, pas même l'épreuve de l'odeur, qui est cependant tout à fait indispensable. C'est pourquoi Berzélius a apporté une amélioration

importante, qui consiste, au lieu d'enflammer l'hydrogène,
à laisser sortir le gaz par un tube de verre chauffé extérieurement. On obtient un très-beau dépôt, avec lequel on peut effectuer facilement l'épreuve de l'odeur. Ordinairement l'odeur
arsénicale se manifeste dans les deux méthodes sans qu'on
fasse rien pour l'obtenir, parce qu'une partie de la vapeur
d'arsenic se dégage dans l'air sans se condenser.

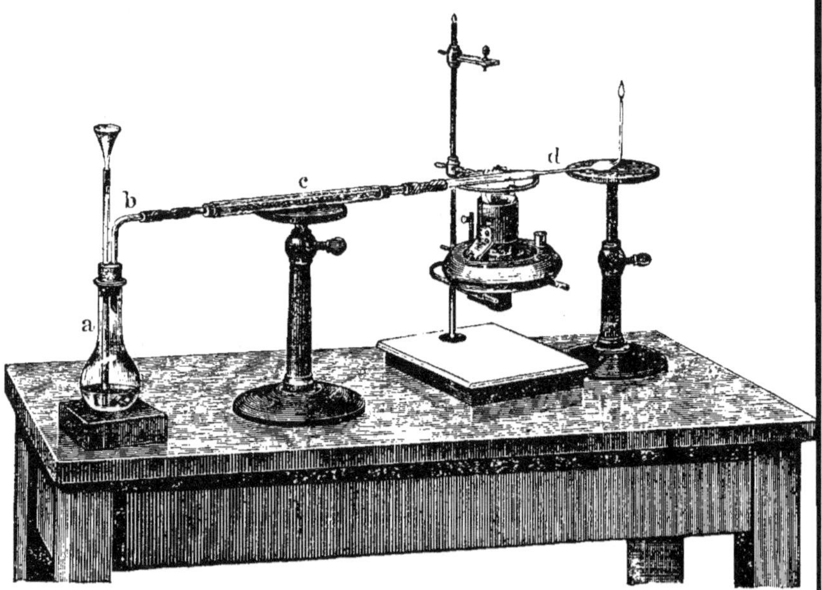

Fig. 39. — Appareil de Marsh.

Otto recommande pour cette expérience l'appareil disposé
comme le représente la figure 39. Dans le matras *a* se produit
un dégagement d'hydrogène, qu'on laisse d'abord passer pendant un quart d'heure à travers le tube *d* chauffé extérieurement,
afin d'être sûr que le zinc en contact avec l'acide sulfurique
ne contient pas d'arsenic. La partie postérieure à celle qui est
chauffée doit rester claire et transparente. Lorsque tout l'appareil a été rempli d'hydrogène, on ajoute par petites quantités,

par le tube à entonnoir du matras, le liquide acide mentionné précédemment. Le dégagement gazeux augmente alors rapidement d'intensité. Le tube b doit être assez large pour que l'air et l'eau puissent se dégager et que des gouttes d'eau ne retombent pas dans le matras. Le tube c contient d'abord, à gauche, un peu d'hydrate de potasse, afin de retenir les traces d'acide entraînées, et dans le reste de sa capacité du chlorure de calcium pour dessécher le gaz.

L'appareil est bien plus parfait, mais aussi plus compliqué, si on y ajoute un collecteur à gaz. Une cloche cylindrique est maintenue verticalement à l'aide de contre-poids mobiles sur des poulies. Elle s'élève et s'abaisse dans un vase de verre d'égale hauteur. Le gaz est conduit jusque dans la partie supérieure du collecteur au moyen d'un tube qui descend d'abord dans le vase de verre pour se relever vers le sommet de la cloche, et il s'échappe par un deuxième tube disposé de la même manière. Sur ce dernier est adapté un robinet de verre. On peut alléger la cloche collectrice par un contre-poids et la mettre sous pression en enlevant celui-ci. Le gaz chaud, exempt de vapeur d'eau, se refroidit dans le collecteur et passe ensuite dans un flacon contenant de l'acide sulfurique concentré, qui permet de se rendre compte de la rapidité du courant. A l'aide du robinet, on règle à volonté le courant gazeux. Lorsque le dégagement gazeux est très-lent, ce qui est préférable, on laisse la cloche s'élever jusqu'à ce qu'elle soit pleine, et ensuite s'abaisser lentement en allégeant le contre-poids. Les dépôts sont très-nets et très-brillants. Mais comme l'appareil de Marsh ne doit plus en général être recommandé, nous pouvons nous dispenser de donner un dessin et une description détaillée.

Nous devons maintenant parler du cas où l'on trouverait dans le contenu de l'estomac de petits grains d'arsenic blanc. Il ne faut jamais manquer de diriger son attention sur ce point. Comme l'arsenic du commerce est très-inégalement pulvérisé, on y trouve toujours des fragments assez gros, qui se conservent pendant longtemps à cause de leur difficile solubilité.

On fait tomber le contenu de l'estomac dans un gobelet de verre, et on lave ses parois à l'aide de la fiole à jet. En décantant avec précaution le liquide, les particules lourdes restent au fond du vase. Dans une capsule de porcelaine hémisphérique ces granules restent au milieu du fond. On enlève les dernières portions de liquide avec une bande de papier à filtrer. Les granules blancs qui peuvent se rencontrer sont essayés très-facilement et très-sûrement, d'après Berzélius, de la manière suivante. On introduit un de ces granules dans un tube de verre dont le fond est étiré en une longue pointe (fig. 40) et on laisse tomber par-dessus une petite parcelle de charbon de bois récemment cuit. Pour préparer ce charbon *ex tempore,* on prend une allumette ronde, que l'on enflamme par l'extrémité non chargée de pâte et on la pousse doucement dans un tube de verre étroit, où elle se transforme en un charbon noir. Il est essentiel que le fragment de charbon soit droit, ce à quoi on arrive très-promptement en carbonisant plusieurs allumettes. Le petit morceau de charbon doit avoir une longueur de 10 à 15 millimètres. Maintenant on le chauffe dans une petite flamme de la lampe à alcool, pendant que la pointe du tube est encore au dehors de la flamme, puis on redresse le tube de façon que la pointe arrive aussi à se trouver dans la flamme.

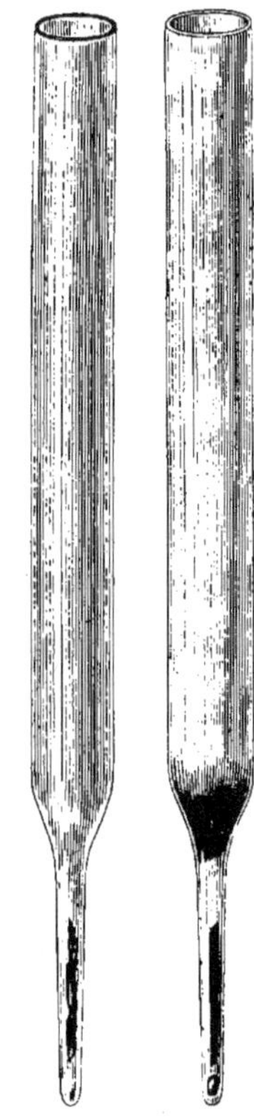

Fig. 40.   Fig. 41.

Réduction de l'acide arsénieux.

L'acide arsénieux volatilisé, en passant sur le charbon incandescent, est réduit et donne, dans la partie froide la plus voisine, un beau dépôt arsénical (fig. 40 et 41).

Il est vraiment étonnant combien il faut peu d'acide arsénieux pour obtenir une belle réaction. Un granule de la grosseur d'un grain de sable ordinaire est suffisant. Si cette expérience réussit, elle fournit la preuve de la présence de l'arsenic, mais dans l'estomac seulement, et cet arsenic n'a pas occasionné la mort. Mais en pareil cas on trouve toujours de l'arsenic dans les tissus, principalement dans le foie, les glandes, et la recherche doit être poursuivie comme il a été dit précédemment, même lorsqu'on a trouvé des granules d'arsenic dans l'estomac.

Au point de vue historique nous devons aussi mentionner que F. C. Schneider, de Vienne, a recommandé de séparer l'acide arsénieux des substances organiques par ébullition avec de l'acide chlorhydrique, ou un mélange de sel marin et d'acide sulfurique. Ce procédé parut aussi tout d'abord devoir supplanter tous les autres. Mais on vit bientôt qu'une partie seulement de l'arsenic se transforme en trichlorure (As Cl^3), et que l'ébullition de pareils liquides, qui contiennent des substances albumineuses, présente de grandes difficultés, parce qu'il se forme de grosses bulles et que l'écume finit par déborder. C'est pourquoi on doit faire bouillir avec beaucoup de précautions, mais alors une très-petite quantité d'acide arsénieux est transformée. Dans une expérience de cette sorte, dans laquelle $\frac{1}{2}$ grain d'acide arsénieux fut distillé avec de l'acide chlorhydrique, sans matières organiques, on ne trouva pas encore, au bout d'une heure et demie de distillation, la moitié de l'acide arsénieux dans trois onces de liquide distillé. Pour cette raison ce procédé a été aussi abandonné.

Nous devons encore mentionner quelques perfectionnements, qui pendant un temps ont joué un certain rôle.

Danger et Flandin ont proposé de détruire les matières organiques avec de l'acide sulfurique concentré. Ils mélangent la substance dans une capsule de porcelaine avec $\frac{1}{6}$ ou $\frac{1}{4}$ de son poids d'acide sulfurique concentré, et ils chauffent. La masse est d'abord réduite en une bouillie noire, et plus tard le contenu de la capsule offre l'aspect de charbon sec. Maintenant ils font encore évaporer une fois à sec avec de l'acide azotique concentré ou de l'eau régale, et ensuite introduisent l'extrait incolore dans l'appareil de Marsh. Blondlot objecta que, lors de la première évaporation, de l'arsenic est volatilisé sous forme de chlorure, à cause du sel marin contenu dans la substance, et qu'ensuite une portion considérable de l'arsenic restait adhérente au charbon. En outre, le sulfure d'arsenic produit par putréfaction n'entre pas en dissolution, car, après le traitement par l'eau, l'ammoniaque enlève encore du sulfure d'arsenic. En tout cas, de très-grandes quantités de matières étrangères sont introduites dans l'objet, et il est possible que, même avec un acide sulfurique dont on a essayé la pureté, il se rencontre dans des volumes considérables de ce liquide des traces d'arsenic, qu'on n'a pu découvrir dans 10 ou 20 grammes.

Occupons-nous maintenant de donner les indications nécessaires pour la *recherche de l'arsenic dans les tapisseries*. Dans la plupart des cas, cette recherche n'offre aucune importance légale, elle est seulement effectuée comme mesure de précaution, et alors le pharmacien est surtout en position de faire cette analyse gratuitement pour ses clients.

Ordinairement on fait l'épreuve de l'odeur : on allume un petit morceau de la tapisserie, puis on l'éteint et l'on place sous son nez le bord incandescent. On est souvent dans l'incertitude, parce que les parties non encore brûlées, qui sont en contact avec le bord incandescent, dégagent des vapeurs âcres, qui masquent l'odeur arsénicale. Il est plus sûr de procéder de la manière suivante. On introduit des petits morceaux de la tapisserie dans un petit creuset de platine, on couvre celui-ci et calcine légèrement, jusqu'à ce qu'il ne sorte plus de vapeurs combustibles sous le couvercle. On enlève maintenant le couvercle et l'on place au-dessous de son nez le creuset encore rouge porté sur un triangle. Maintenant l'odeur d'arsenic se manifeste avec une très-grande netteté, si la tapisserie renferme du vert de Schweinfurt. Par la calcination en vase clos, l'arsenic est réduit, et lorsqu'on ouvre le creuset le charbon du papier brûle et l'arsenic se volatilise. Une autre méthode très-simple a été indiquée par Puscher [1].

<hr>

[1] Dingler, *Polyt. Journ.*, 192, 325 : Fresenius. *Zeitsch. f. anal. Chem.*, 8, 503.

On épuise la tapisserie par l'ammoniaque. L'extrait obtenu est bleu, s'il y a des couleurs de cuivre. On en verse quelques gouttes sur une plaque de porcelaine ou de verre et on laisse sécher à l'air. Si le résidu est vert, il y a de l'arsenic, ou, plus exactement, du vert de Schweinfurt ; mais s'il offre la teinte bleu clair de l'hydrate de bioxyde de cuivre, la couleur ne contient pas d'arsenic et se compose de vert de Brême ou de Neuwieder.

Nous allons maintenant résumer les conditions qui permettent d'admettre la présence de l'arsenic :

1º La solution acide doit donner avec l'hydrogène sulfuré un précipité de couleur jaune clair ;

2º Ce précipité doit être soluble dans l'ammoniaque pure et carbonatée ;

3º Il doit fournir, à l'aide des méthodes convenables, un dépôt brillant et miroitant ;

4º Le métal volatilisé doit dégager l'odeur alliacée caractéristique.

Ces quatre réactions ne sont pas les seules que l'on puisse effectuer, mais elles sont à elles seules suffisamment probantes.

Pour produire d'autres réactions moins probantes, on ne ferait que gaspiller la matière dont on dispose, sans donner plus de force à la preuve. Ainsi l'arséniate de chaux et l'arséniate ammoniaco-magnésien sont moins insolubles que le sulfure d'arsenic, et par la couleur ils ne sont pas aussi caractérisés.

ANTIMOINE.

L'antimoine n'a jamais été employé intentionnellement comme poison, parce qu'il a la propriété de provoquer le vomissement, et de cette façon il s'expulse lui-même du corps. La quantité de l'oxyde qui a passé dans le sang et produit le vomissement, est à son tour éliminée de l'organisme en un temps assez court. La vie ne peut pas être mise en danger par une seule dose, si celle-ci n'est pas excessive. Il s'est cependant présenté des cas où une administration longtemps continuée d'émétique chez des enfants a entraîné la mort; toutefois cette substance n'était pas donnée dans l'intention d'empoisonner, mais seulement par suite d'une opinion médicale et d'un système dangereux. En Angleterre des cas semblables ont été quelquefois soumis à l'examen du chimiste.

Parmi les combinaisons de l'antimoine, il ne peut être ici question que de celles dans lesquelles entrent les oxydes et non les composés acides d'un degré plus élevé, et parmi les premiers nous nous occuperons surtout de l'émétique. Nous supposerons donc que les organes ont été épuisés par l'acide chlorhydrique pur, que le liquide filtré a été traité par l'hydrogène sulfuré, et qu'il s'est produit un précipité de couleur indéterminée mais suspecte. Le précipité lavé a été traité par le carbonate d'ammoniaque, mais on n'a rien trouvé dans le liquide filtré.

Maintenant on arrose le précipité sur le filtre avec du sulfure de sodium étendu et chaud, après avoir préalablement bouché la pointe de l'entonnoir, afin de prolonger l'action du dissolvant. Le sulfure d'ammonium pourrait dissoudre des traces de sulfure de cuivre, c'est pourquoi on le remplace par le sulfure de sodium. Au bout de quelque temps on laisse écouler le liquide et on lave un peu. Le liquide filtré donne avec l'acide sulfurique étendu un précipité orangé foncé. On laisse déposer, on décante le liquide clair et l'on fait tomber le précipité dans une petite capsule de porcelaine hémisphérique, où on le laisse se déposer, et on enlève le reste du liquide avec une bande de papier à filtrer (voy. page 42, fig. 17).

1° Le précipité ainsi purifié, arrosé avec de l'acide chlorhydrique pur et chauffé, se dissout en donnant un liquide incolore et dégageant une grande quantité d'hydrogène sulfuré.

2° La solution chlorhydrique un peu évaporée, afin de diminuer la quantité de l'acide chlorhydrique libre, donne avec l'eau un précipité épais et caséeux de chlorure d'antimoine basique ou poudre d'Algaroth. On peut faire cette expérience avec une goutte de la solution chlorhydrique, qu'à l'aide d'une baguette de verre on dépose sur un disque de verre, puis avec une autre baguette on ajoute quelques gouttes d'eau, jusqu'à ce qu'il se produise un trouble. A cause de la propriété vomitive des combinaisons de l'antimoine, on n'a toujours affaire qu'à de très-petites quantités de poison, parce que la majeure partie a été rejetée et que la portion absorbée est disséminée dans tout le corps, dont une faible portion seulement est soumise à la recherche.

3° Si à la solution chlorhydrique on ajoute un peu d'acide

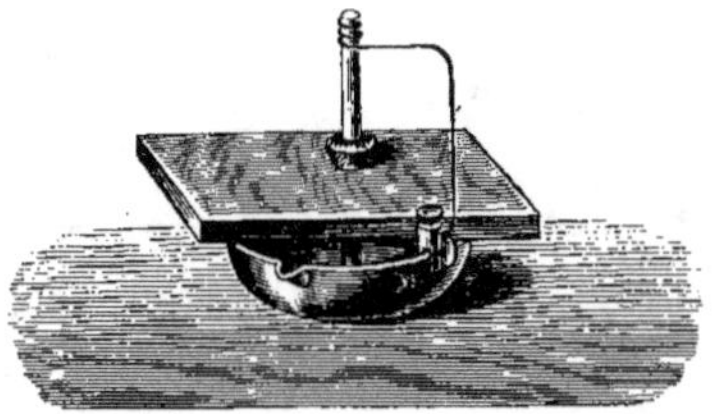

Fig. 42. — Précipitation de l'antimoine.

tartrique, on peut étendre avec de l'eau sans qu'il se précipite de poudre d'Algaroth.

4° La solution chlorhydro-tartrique (3°) donne, sur une soucoupe de porcelaine, avec de l'eau d'hydrogène sulfuré concentrée, un précipité orange foncé.

5° Cette même solution tartrique versée dans une capsule de platine (fig. 42), qui forme avec du zinc un élément galvanique, produit un précipité noir pulvérulent d'antimoine métallique. Cette réaction est très-sensible. D'après Frésénius (*Zeitschf. f. anal. Chem.*, 1, 445), une solution contenant 1/10000 d'antimoine donne, au bout de deux minutes, un dépôt brunâtre qui augmente très-rapidement et devient après dix minutes très-net et brun foncé. Avec la proportion de 1/20000 la réaction ne commence à devenir nettement évidente qu'au bout d'un quart d'heure. La quantité de l'antimoine qui se trouve alors en action s'élève à 0^{gr},00005 ou 1/200 de milligramme par centimètre cube. Une solution ainsi étendue ne donne tout d'abord avec l'hydrogène sulfuré qu'une coloration et au bout d'un long temps seulement un précipité extrèmement faible. Avec la proportion de 1/30000 la réaction est également très-nette, mais seulement au bout d'une demi-heure. L'hydrogène sulfuré colore encore un pareil liquide, mais ne donne pas de précipité au bout de douze heures. Avec 1/40000 la réaction est douteuse après un long repos, et avec 1/50000 elle n'est plus appréciable. La réaction est excessivement sensible, mais elle n'est décisive que si dans le cours de l'opération les autres métaux ont été éliminés.

On fait plus simplement l'expérience de la manière suivante :

Si dans un couvercle ou une capsule de platine bien propres en verse la solution d'un sel d'antimoine acidifiée avec de l'acide chlorhydrique, et si l'on y place un petit morceau de zinc, l'antimoine se précipite au bout de quelque temps, avec des solutions étendues, sur la surface du platine, et la recouvre d'un dépôt noir brun ou noir.

Comme corps de délit, on peut présenter le précipité orangé enfermé dans un tube à essais épais contenant de l'eau.

Les caractères décisifs sont donc :

1° La production d'un précipité par l'hydrogène sulfuré dans une solution faiblement acide;

2° L'insolubilité de ce précipité dans le carbonate d'ammoniaque, sa solubilité dans le sulfure d'ammonium ou de sodium;

3° Sa solubilité dans l'acide chlorhydrique chaud avec dégagement d'hydrogène sulfuré;

4° La précipitation par l'eau de cette solution chlorhydrique. Le bismuth ne peut pas être présent, parce que le sulfure de ce métal est insoluble dans le sulfure de sodium.

Toutes les autres réactions de l'antimoine avec la soude pure et carbonatée, avec les prussiates de potasse jaune et rouge, la teinture de noix de galle, etc., ne sont pas aussi nettes, ni aussi décisives. Avec le chalumeau on perdrait la substance sans que cette perte soit compensée par un résultat utile. On peut effectuer une détermination quantitative de l'antimoine sans perdre la substance. On mélange le chlorure d'antimoine liquide obtenu avec quelques cristaux de tartrate de soude, on dissout à chaud et on ajoute du carbonate de soude, jusqu'à ce que le liquide ait une réaction faiblement alcaline. Dans cette solution, préalablement additionnée de solution d'amidon sans chlorure de zinc, on titre l'antimoine en y versant une solution décime d'iode, jusqu'à ce que la couleur ne disparaisse plus. Chaque centimètre cube de solution décime d'iode représente 0^{gr},0073 d'oxyde d'antimoine. Le dosage terminé et la liqueur étant faiblement acidifiée avec de l'acide chlorhydrique, on peut encore précipiter l'antimoine par l'hydrogène sulfuré.

PLOMB.

Toutes les combinaisons du plomb sont vénéneuses, et comme la plupart des poisons il n'a pas de forme sous laquelle il n'ait bien pénétré dans l'organisme; il faut peut-être en excepter le sulfure de plomb, la galène, mais on ne possède aucun renseignement sur ce point.

Le plomb a été trouvé dans l'essai préliminaire, si le précipité noir produit par l'hydrogène sulfuré se dissolvait dans l'acide azotique en donnant un liquide incolore, limpide, et un dépôt de soufre, et si ce liquide fournissait sur une plaque de porcelaine ou un verre de montre un précipité jaune intense avec du chromate neutre de potasse et un peu d'acétate de cette base.

Le sulfure de plomb précipité, de même que la galène naturelle, sont complétement désagrégés par l'acide chlorhydrique chaud avec dégagement d'hydrogène sulfuré et formation de chlorure de plomb, qui se dissout dans l'eau distillée bouillante, et il peut alors être séparé par le filtre des sulfures métalliques insolubles dans l'acide chlorhydrique. Après le refroidissement, le chlorure de plomb se dépose en cristaux aiguillés. Il résulte de là que du précipité obtenu lors du traitement de l'objet examiné par l'hydrogène sulfuré, l'arsenic est d'abord extrait par l'ammoniaque, puis l'antimoine par le sulfure de sodium, et comme troisième métal on enlève ensuite le plomb par l'acide chlorhydrique. Ce qui reste maintenant ne peut être dissous que par l'acide azotique (cuivre, argent, etc.), ou par l'eau régale (mercure).

Pour confirmer le résultat, on fait maintenant des expériences avec une plus grande quantité de l'objet.

1° Par digestion avec de l'acide azotique, on fait un extrait limpide, qui peut être filtré. On le chauffe fortement, on neutralise à peu près par l'ammoniaque, et ensuite on traite comme on l'a déjà dit par l'hydrogène sulfuré. On abandonne pendant longtemps à lui-même le flacon bouché, afin de favoriser le dépôt du précipité. Lorsque le dépôt est achevé, on décante le liquide clair, et l'on porte le précipité noir sur un filtre, où on le lave avec de l'eau bouillante. A l'aide de la fiole à jet, on le fait ensuite tomber du filtre dans une capsule de porcelaine, on décante la majeure partie de l'eau, puis on décompose le précipité en le chauffant avec de l'acide chlorhydrique pur, on étend avec de l'eau et on filtre le liquide bouillant. Le liquide en se refroidissant laisse déposer des cristaux de chlorure de plomb.

Si la quantité est très-petite, on doit avoir recours à quelques réactions et renoncer à préparer le plomb à l'état métallique.

2° Quelques gouttes du liquide, mélangées avec une solution étendue de chromate neutre de potasse, donnent un précipité jaune vif passant à l'orangé par l'action de la chaleur. Pour rendre cette réaction durable, on peut la produire dans un petit tube à essais et boucher celui-ci, ou bien on peut étendre le précipité sur un morceau de papier à filtrer blanc, l'y laisser sécher et ensuite arroser avec de l'eau distillée le morceau de papier étendu sur une plaque de verre, afin d'enlever l'excès de chromate de potasse. Après la dessiccation on a, fixée sur le papier, une belle tache jaune.

3° On coupe la tache par le milieu et on en plonge une partie dans de l'eau de chaux chauffée; la tache jaune prend alors une coloration rouge vif.

4° On traite une petite quantité du liquide avec quelques gouttes d'une solution de sulfate de soude, et il se produit un précipité très-dense de sulfate de plomb; on fait de même avec de l'iodure de potassium, qui donne un précipité jaune.

5° Le sulfate de plomb obtenu avec le sulfate de soude peut, après la décantation du liquide, être complétement transformé en carbonate de plomb par ébullition avec du carbonate d'ammoniaque. Si maintenant on décante plusieurs fois le liquide en étendant avec de l'eau distillée, on peut dissoudre entièrement le carbonate en le chauffant avec de l'acide acétique et laisser évaporer le liquide sur un verre de montre. Il offre alors la *saveur sucrée* de l'acétate neutre de plomb; cette épreuve est très-décisive, parce que aucun autre acétate ne possède ce goût.

6° Pour obtenir le plomb à l'état métallique on peut se servir du liquide n° 1 avec le précipité de chlorure de plomb, s'il y en a suffisamment. On l'introduit dans un tube à essais fort et un peu large, on ajoute une baguette de zinc bien polie à la lime, et l'on abandonne le tout jusqu'au lendemain matin. Le plomb métallique se dépose autour de la baguette de zinc sous forme d'une éponge très-poreuse et la baguette offre alors l'aspect d'un épi de typha. Le lendemain on recherche si tout le plomb est précipité en prenant à l'aide d'une baguette de verre une goutte de liquide, que l'on mélange avec une goutte d'iodure de potassium ou de sulfate de soude. S'il ne se produit pas de précipité jaune ou blanc, la précipitation du plomb est achevée. On retire la baguette de zinc avec le plomb, et on la plonge dans un verre contenant de l'eau distillée chaude. On répète ce lavage plusieurs fois. Enfin on fait tomber le plomb spongieux et on le malaxe sous l'eau, afin de le rendre plus dense; on le dessèche sur du papier à filtrer et sur le charbon, on le fait fondre en une gouttelette dans la flamme de réduction, ce qui est très-facile. On laisse refroidir sur le charbon.

On reconnait le plomb métallique à ce qu'il *laisse une trace grisâtre sur le papier blanc* et à ce qu'il peut être *réduit facilement en une lamelle* sur une petite enclume.

7° Le carbonate de plomb peut aussi, sans autre préparation, être fondu sur le charbon dans la flamme de réduction en un grain de plomb brillant; cependant cette manière de procéder n'est pas aussi commode, parce qu'on ne peut pas enlever facilement du filtre le carbonate de plomb, et la transformation en une petite balle occasionne toujours de la perte.

8° Si dans le corps le plomb est déjà entré en combinaison avec l'acide sulfurique, il ne peut pas être complétement extrait par l'acide azotique étendu. On choisit alors comme dissolvant un mélange de tartrate d'ammoniaque et d'un peu d'ammoniaque pure, et l'on précipite le liquide filtré par l'hydrogène sulfuré. Le précipité noir ainsi obtenu est alors traité comme en 1°.

Lorsqu'il y a du plomb, quelle que soit la forme sous laquelle il se trouve, on ne doit pas manquer de faire un deuxième traitement par le tartrate d'ammoniaque, après celui par l'acide azotique. On peut effectuer une détermination quantitative avec le grain de plomb précipité par le zinc et fondu.

Les caractères décisifs sont donc :

1° Le précipité jaune foncé avec le chromate neutre de potasse ;

2° La coloration rouge que prend ce précipité dans l'eau de chaux chaude ;

3° La mollesse du métal, la facilité avec laquelle il se laisse aplatir et la trace grise qu'il laisse sur le papier; on peut aussi ajouter :

4° La réaction avec l'iodure de potassium et le sulfate de soude.

De recherches récentes il résulte que l'emploi des fleurs de soufre est un moyen très-efficace pour combattre la colique de plomb. Guibout, médecin de l'hôpital Saint-Louis, les donne par cuillers à café mélangées avec du miel. On trouve l'explication rationnelle de l'action médicatrice de cette substance dans la formation d'acide sulfurique, que l'on observe dans la fleur de soufre humide exposée à l'air. C'est évidemment une erreur, puisque la limonade sulfurique et le sulfate de soude se sont montrés inactifs. On sait que lorsqu'on fait usage de fleurs de soufre, les gaz intestinaux sentent fortement l'hydrogène sulfuré. D'après cela, il faut plutôt songer à une transformation des sels de plomb en sulfure de plomb insoluble, car les sels plombiques rencontrent dans le corps une quantité suffisante d'acide sulfurique pour se convertir en sulfates, de sorte que l'introduction ultérieure d'acide sulfurique ne peut être d'aucune utilité. Un empoisonnement avec une pleine main d'acétate neutre de plomb (*Büchner's neues Repert. der Pharm.*, 6, 253) a été complétement guéri. On avait administré au malade, quatre heures après l'empoisonnement, 45 grammes de sulfate de magnésie. Dans ce cas la portion non résorbée fut précipitée sous forme de sulfate de plomb et rapidement entraînée par le sel magnésien. Le malade fut rétabli au bout de sept jours. On n'avait jamais trouvé de plomb dans l'urine, mais au bout de sept jours on en trouvait encore des traces dans les fèces. Plusieurs purgatifs administrés successivement hâtèrent la guérison.

CUIVRE.

Si dans l'extrait chlorhydrique préparé d'après les règles générales (page 68) il se trouvait du cuivre en dissolution, il est contenu sous forme de sulfure dans le précipité résultant du traitement par l'hydrogène sulfuré. Ce précipité a été traité pour arsenic par le carbonate d'ammoniaque, pour antimoine par le sulfure de sodium et pour plomb par l'acide chlorhydrique, et ces corps, comme nous devons l'admettre dans ce chapitre, n'y ont pas été trouvés.

A l'aide de la fiole à jet, on fait maintenant tomber dans une petite capsule de porcelaine le précipité, dont il faut empêcher la dessiccation sur le filtre, en couvrant celui-ci avec une plaque de verre. On laisse reposer et on décante l'eau qui surnage. On arrose le précipité encore humide avec de l'acide azotique, on couvre avec un grand verre de montre, et l'on chauffe. La dissolution a lieu; il peut aussi se déposer en même temps un peu de soufre. Si le liquide offre une couleur bleue ou bleuâtre, le cuivre est plus qu'indiqué, et

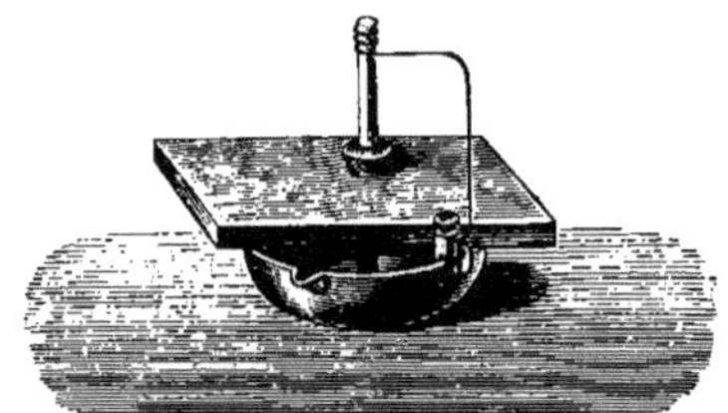

Fig. 43. — Réduction du cuivre.

il ne reste plus qu'à faire des expériences confirmatives dans la direction indiquée.

1° On dépose une goutte du liquide sur un morceau de porcelaine blanche, et l'on y ajoute avec une pipette une goutte d'ammoniaque. Si le liquide devient bleu foncé, il y a du cuivre à l'état de bioxyde.

2° La forme métallique du cuivre, par sa couleur rouge caractéristique et qu'on ne peut confondre avec aucune autre, fournit la preuve la plus convaincante. On mélange la solution azotique obtenue précédemment avec quelques gouttes d'acide sulfurique et l'on évapore à sec dans une petite capsule de porcelaine pour expulser l'acide azotique, on dissout dans un peu d'eau, on filtre, si c'est nécessaire, et l'on décompose la solution dans un élément galvanique simple (fig. 43).

On fait passer la petite tige de zinc à travers le bouchon, qui est fixé dans la planchette posée sur la capsule de platine, et on la dispose de façon qu'elle plonge dans le liquide. Le fil métallique d'argent ou de cuivre en contact avec le zinc ne touche que le bord de la capsule. Tout le fond de celle-ci se recouvre d'un dépôt brillant rouge cuivre. Pour savoir si la précipitation est terminée, on prend une goutte du liquide que l'on mélange sur une soucoupe de porcelaine avec une solution d'hydrogène sulfuré. Si le mélange ne brunit plus, mais s'il ne se forme qu'un précipité blanc de sulfure de zinc, la précipitation est achevée. On décante le liquide, on lave avec de l'eau, et avec du sable de mer on enlève complétement le précipité qui adhère fortement au platine. On peut en même temps faire une détermination quantitative, si l'on a préalablement pesé la capsule de platine; ou bien on la pèse avec le précipité, on dissout celui-ci dans l'acide azotique, on décante, on lave et on pèse la capsule après dessiccation. La preuve de la présence du cuivre n'a plus maintenant besoin d'être corroborée.

Comme corps du délit on peut présenter une lame de couteau polie, sur laquelle on a fait déposer le précipité rouge en la plongeant dans la solution sulfurique de cuivre. Les réactions suivantes, qui sont très-caractéristiques, peuvent être effectuées quand on dispose d'une quantité suffisante de matière, mais elles n'ajoutent plus rien à la preuve.

3° Une goutte de la solution de cuivre, mélangée sur un morceau de porcelaine avec une solution de prussiate de potasse, produit le précipité brun-rouge caractéristique.

4° Quelques gouttes de la solution, mélangées avec du tartrate de soude, puis avec de la potasse caustique, donnent une solution bleu d'azur. Si l'on ajoute quelques granules de sucre de raisin et si l'on chauffe à l'ébullition, il se précipite du protoxyde de cuivre rouge vif.

5° Quelques gouttes de la solution sulfurique (et non azotique), mélangées avec une solution d'iodure de potassium et une solution d'amidon, donnent naissance à la couleur bleue de l'iodure d'amidon. Si l'on ajoute du chlorure de zinc, la couleur bleue disparait, et il se dépose de l'iodure de cuivre.

6° La teinture de gaïac, mélangée avec de l'acide prussique, donne avec les sels de cuivre une couleur bleue transparente. Cette réaction, dont il sera question plus loin à propos de l'acide prussique, n'est probante pour le cuivre que si l'acide prussique est ajouté en dernier lieu. La couleur bleue n'est pas due au cuivre, mais à la teinture de gaïac, puisque d'autres substances ayant la propriété de déplacer l'oxygène, comme l'eau de chlore, le brome, l'iode, produisent cette couleur bleue avec la teinture de gaïac seule. Il faut par conséquent mélanger d'abord avec la teinture de gaïac le liquide dans lequel on recherche le cuivre, puis étendre avec une quantité d'alcool suffisante pour dissoudre le précipité résineux; et si maintenant il ne se produit pas de couleur bleue, mais seulement après addition d'acide prussique, la présence du cuivre est dénotée. L'acide prussique forme avec le sel de cuivre du cyanure de cuivre (Cu^2 Cy) et transporte l'oxygène du bioxyde de cuivre sur la teinture de gaïac.

Une solution de sulfate de cuivre contenant 1 p. 100 de cuivre métallique est colorée en bleu avec une très-grande netteté, et donne toutes les réactions avec une très-grande intensité. Une solution avec 1/1000 de cuivre paraît encore bleuâtre au-dessus d'un papier blanc ou d'un fragment de porcelaine, elle donne avec intensité toutes les réactions et fournit un dépôt très-net dans une capsule de platine.

Une solution avec 1/10000 de cuivre n'a plus de couleur apparente; elle donne avec le prussiate de potasse une coloration rouge, mais pas de précipité; avec des tartrates en solution alcaline la couleur bleue d'azur n'est pas évidente; bouillie avec du sucre de raisin ou du sucre de lait, elle donne naissance à un liquide jaune, duquel il ne se sépare, par le refroidissement, que des traces de protoxyde de cuivre. Au bout d'un long temps, la capsule de platine se recouvre d'un dépôt.

Le sulfate de cuivre a été autrefois ajouté par ignorance de son action nuisible à la pâte du pain, afin de rendre ce dernier plus blanc. Même en très-petite quantité, il donne au pain une teinte verdâtre. Le pain à analyser, mis préalablement en digestion pendant longtemps avec de l'eau et de l'acide chlorhydrique, fournit un liquide filtrable, dans lequel l'hydrogène sulfuré produit à chaud un précipité noir. On laisse déposer le précipité, on décante le liquide clair, on verse le reste sur un filtre pour le laver, à l'aide de la fiole à jet on le fait tomber dans une petite capsule de porcelaine ou, si cela n'est pas possible, on dessèche le filtre et on le brûle à l'air libre. On traite le résidu noir avec de l'acide azotique et un peu d'acide sulfurique, on chauffe jusqu'à ce qu'il se produise des vapeurs épaisses d'acide sulfurique, on filtre et on décompose le liquide par le zinc dans la capsule de platine (fig. 43, p. 116). Même s'il n'y a que des traces de cuivre, on obtient un dépôt rouge.

De simples traces de cuivre ne seraient pas suffisantes pour affirmer qu'il y a empoisonnement par le cuivre, parce que ce métal a été trouvé dans les aliments naturels et qu'il est employé pour fabriquer des ustensiles de cuisine. Si donc, l'objet de l'analyse ayant été très-concentré, les réactions se produisent avec une dilution au 1/10000, la preuve de l'empoisonnement par le cuivre ne peut pas être considérée comme démontrée.

Les caractères décisifs sont donc :

1º L'obtention d'une surface métallique brillante ayant la couleur du cuivre ;

2º La dissolution de la combinaison dans l'ammoniaque avec une couleur bleue d'azur.

On peut en outre se servir pour confirmer le résultat des réactions avec le prussiate de potasse, avec l'iodure de potassium, avec le sucre de raisin.

BISMUTH.

Parmi les composés du bismuth, on trouve dans les pharmacies l'azotate basique, et c'est la seule combinaison que l'on rencontre. L'azotate basique de bismuth est employé dans certains états morbides. La dose de $0^{gr},10$ à $0^{gr},50$, à laquelle il est administré, suffit pour indiquer que ce n'est pas un poison proprement dit; la pharmacopée allemande n'indique pas de dose maxima. Il n'a jamais été employé comme poison. Orfila se base, pour considérer le bismuth comme un poison, sur ce qu'un chien périt lorsqu'il lui eut injecté dans la veine jugulaire une décoction de blanc de bismuth. Il ne peut être extrait des tissus par l'acide chlorhydrique, mais seulement par une longue ébullition avec de l'acide azotique. Le foie, la rate, finement hachés, sont bouillis pendant une heure et demie à deux heures dans une capsule de porcelaine avec environ 800 grammes d'eau et 40 grammes d'acide azotique; on filtre, on évapore à sec le liquide filtré, et l'on carbonise le reste avec de l'acide azotique concentré. Le charbon est ensuite bouilli avec parties égales d'acide azotique et d'eau; le liquide filtré est évaporé, puis essayé.

1° On en verse un peu dans une grande quantité d'eau distillée chaude. Il se produit un petit précipité cristallin d'azotate basique de bismuth.

Le seul métal qui se comporte d'une manière analogue est l'antimoine sous forme de chlorure. Mais ici l'antimoine se trouve exclu, parce qu'avec la méthode précédente du chlorure d'antimoine ne peut pas se trouver dans le liquide, l'antimoine n'étant pas dissous par l'acide azotique, mais séparé sous forme d'acide antimonique.

2° Le liquide filtré donne encore par addition d'un peu de sel marin un précipité de chlorure de bismuth tout à fait insoluble.

3° Le précipité produit par l'eau et le sel marin est insoluble dans l'acide tartrique, ce qui le distingue de l'oxyde d'antimoine et de la poudre d'Algaroth.

4° Si l'on fait bouillir avec de l'eau le magistère de bismuth officinal et si l'on filtre, le liquide filtré donne avec les chlorures métalliques un précipité blanc, avec l'iodure de potassium un précipité brun-jaune, qui n'est pas complétement soluble dans un excès d'iodure de potassium.

5° Tous les précipités de bismuth, les sels basiques, ainsi que le sulfate de bismuth, mélangés avec du carbonate de soude, sont très-facilement réduits par la flamme intérieure en grains de bismuth métallique, qui sous l'influence de la chaleur présentent des irisations analogues à celles des plumes de paon. L'enduit du charbon est jaune-orange foncé quand il est chaud, et jaune-citron après son refroidissement.

Les grains métalliques obtenus par fusion sont cassants, et frappés légèrement sur l'enclume ils se réduisent en une poudre cristalline. L'oxyde de bismuth est aussi facilement réduit, sans carbonate de soude, par le simple contact du charbon incandescent.

6° Avec l'hydrogène sulfuré les solutions acides elles-mêmes donnent un précipité noir.

Le principal caractère distinctif est par conséquent le précipité produit par l'eau dans la solution azotique.

ARGENT.

A cause de leur saveur extrêmement forte et intense, les sels d'argent ne peuvent pas être employés comme poisons proprement dits; cependant il n'est pas douteux qu'ils possèdent une action vénéneuse, comme le prouvent les expériences effectuées avec intention sur des animaux et les cas de suicide, ainsi que les accidents.

En présence de la grande quantité de sel marin qui se trouve dans l'estomac, le sang et tous les tissus du corps, le sel d'argent s'unit toujours rapidement au chlore pour former du chlorure d'argent insoluble dans l'eau. C'est pourquoi il ne peut être extrait ni par l'eau, ni par l'acide azotique étendu. Un empoisonnement par l'argent est très-facile à reconnaître à des signes extérieurs, parce que le sel d'argent le plus ordinaire, la pierre infernale, produit des taches noires sur tous les corps organiques. On doit donc choisir un dissolvant dans lequel le chlorure d'argent soit soluble.

1° Le contenu de l'estomac ou de l'intestin, versé dans un ballon, est étendu avec de l'eau et mélangé avec un peu de cyanure de potassium ordinaire. On détruit préalablement la réaction acide du liquide avec de l'ammoniaque. On abandonne le tout pendant longtemps à la température de la digestion et l'on essaie ensuite de filtrer ou de décanter après que le dépôt s'est effectué. Les liquides alcalins filtrent beaucoup plus lentement et plus difficilement que les liquides acides. On cherche donc le meilleur moyen pour arriver à un bon résultat. On reçoit le liquide filtré dans un grand flacon, et on l'y décompose avec de l'acide chlorhydrique jusqu'à réaction nettement acide. Le liquide contient maintenant de l'acide cyanhydrique libre, ce qu'il ne faut pas perdre de vue. On abandonne le flacon à lui-même dans un lieu chaud, afin que le chlorure d'argent se dépose mieux. On décante le liquide clair,

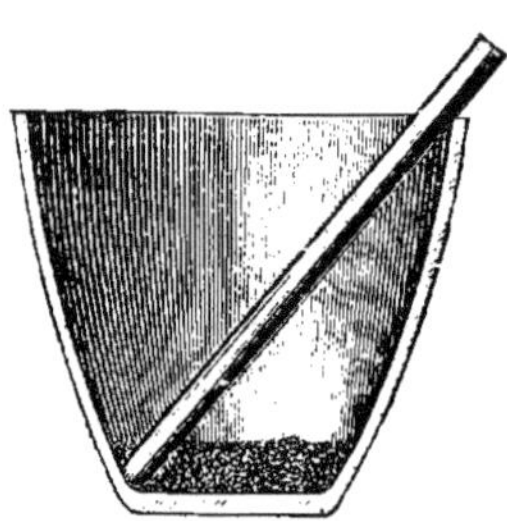

Fig. 44. — Réduction du chlorure d'argent.

on essaie avec du papier bleu de tournesol s'il est acide, et avec l'hydrogène sulfuré s'il ne donne pas de précipité. S'il est acide et s'il n'est pas précipité, on le met de côté, pour ne le peser que lorsque l'opération tout entière est achevée.

Le précipité est reçu sur un filtre et bien lavé à l'eau bouillante. A l'aide de la fiole à jet, on le fait tomber du filtre dans un petit creuset de porcelaine, on y ajoute quelques gouttes d'acide chlorhydrique, puis on y place une baguette de zinc de la grosseur d'un crayon de nitrate d'argent (fig. 44) et l'on abandonne le tout pendant quelque temps. Autour de la baguette de zinc il se forme un dépôt noirâtre d'argent métallique; lorsque cette coloration a envahi tout le précipité, on enlève la baguette de zinc; à l'aide de la fiole à jet, on fait tomber dans le creuset l'argent adhérent au zinc, et maintenant on lave la poudre d'argent avec de l'eau bouillante et quelques gouttes d'acide sulfurique, et on termine par plusieurs lavages à l'eau pure. A l'aide de la fiole à jet, on fait tomber l'argent spongieux sur un petit filtre, en ayant soin de le rassembler en un même point, on lave et on pose par-dessus quelques grains d'azotate de potasse et de carbonate de soude, qui se dissolvent dans l'eau, pénètrent la masse d'argent et sont desséchés sur le filtre avec le métal. Lorsque le filtre est sec, on le prend de la main gauche, on retranche la majeure partie du papier libre et l'on tord la partie supérieure du filtre, de façon à enfermer complétement l'argent. On pose ce petit paquet sur un charbon de bois de sapin bien propre, et à l'aide du chalumeau on fond l'argent en un grain. Il faut avoir la précaution d'effectuer cette opération au-dessus d'une assiette de porcelaine plate à bords peu élevés. Le grain d'argent se distingue par sa blancheur et son éclat, qui ne permettent de le comparer à aucun autre métal.

2° Ou bien on partage en deux portions égales la poudre d'argent qui se trouve sur le filtre, et on en fond une partie comme précédemment; on fait tomber l'autre partie, avant d'y avoir ajouté le sulfate et la carbonate de soude, dans une petite capsule de porcelaine, on la dissout dans l'acide azotique étendu, on évapore à sec en faisant fondre légèrement l'azotate d'argent, on dissout dans l'eau distillée et l'on filtre. On a alors une solution d'azotate d'argent, qui se reconnait d'une manière plus précise aux caractères suivants.

3° Une goutte de cette solution, mélangée avec une goutte de protochromate de potasse, donne un précipité rouge de sang.

4° Avec l'acide chlorhydrique on obtient un précipité caséeux de chlorure d'argent, comme celui que l'on a déjà eu précédemment. Ce précipité est soluble dans l'ammoniaque, l'hyposulfite de soude, le cyanure de potassium.

5° Avec l'iodure de potassium on obtient un précipité jaunâtre clair, qui est peu soluble dans l'ammoniaque.

6° Le phosphate de soude donne un précipité jaune clair.

7° L'hydrogène sulfuré et le sulfure d'ammonium produisent un précipité noir de sulfure d'argent ; les autres réactions avec les carbonates ou les oxalates alcalins, avec les prussiates de potasse jaune et rouge, le cyanure de potassium, etc., sont moins caractéristiques et inutiles avec les précédentes.

L'hyposulfite de soude est un autre dissolvant du chlorure d'argent. On commence par saturer l'acide libre par l'ammoniaque, puis on ajoute de l'hyposulfite de soude en cristaux, et l'on chauffe à l'ébullition. Après repos, on filtre. Du liquide filtré on ne peut pas précipiter le chlorure d'argent par des acides, parce que l'hyposulfite de soude est également décomposé et qu'il se précipite du sulfure d'argent mélangé de soufre. On précipite donc à l'ébullition par l'hydrogène sulfuré, on laisse déposer, on sépare le précipité par le filtre, à l'aide de la fiole à jet on le fait tomber dans une capsule de porcelaine et on le dissout dans l'acide azotique. On évapore à sec, on dissout dans l'eau, on filtre et l'on produit les réactions indiquées précédemment.

De très-petites quantités d'argent peuvent être précipitées sur du cuivre à l'aide de l'électricité. On dissout l'objet, taches d'argent sur du linge, etc., dans le cyanure de potassium et dans le liquide bien mélangé, on fait passer un courant galvanique faible d'environ deux éléments (fig. 28, page 49), en prenant comme pôle négatif un fil de cuivre poli, et comme pôle positif un crayon de graphite (ou du platine). Le cuivre se recouvre d'une couche d'argent brillante, qui se laisse polir facilement. (Nicklès, *Fresenius's Zeitschrift*, 2, 114.)

ZINC.

En suivant la marche générale indiquée précédemment, dans laquelle les métaux ont été précipités de l'extrait chlorhydrique par l'hydrogène sulfuré, le zinc reste dans la solution filtrée. On mélange celle-ci avec de l'acétate de soude, de façon qu'il n'y ait plus d'acide chlorhydrique libre, et ensuite, dans un grand flacon, on précipite par l'hydrogène sulfuré suivant la manière ordinaire. Le précipité peut être coloré en noir ou en gris par du sulfure de fer séparé avec le sulfure de zinc.

Après un long repos, le précipité s'est déposé; on décante alors le liquide surnageant qui sent encore l'hydrogène sulfuré, puis on rassemble le précipité sur un filtre et on le lave à l'eau bouillante. A l'aide de la fiole à jet, on le fait ensuite tomber du filtre dans une capsule de porcelaine et on le dissout dans quelques gouttes d'acide sulfurique. Il se dégage une grande quantité d'hydrogène sulfuré. Le liquide chaud est filtré sur le même filtre, mélangé avec un peu d'acide azotique, évaporé à siccité, et ensuite chauffé suffisamment pour décomposer toutes les substances organiques. On traite le résidu refroidi avec de l'eau additionnée de quelques gouttes d'acide sulfurique, on chauffe et on filtre sur un nouveau filtre. Le liquide obtenu pourrait contenir du peroxyde de fer, ce dont on s'assure en en mélangeant une goutte sur une plaque de porcelaine avec une goutte de sulfocyanure de potassium. S'il ne se produit pas de coloration rouge, on peut continuer l'opération. Dans le cas contraire, il faut d'abord séparer le peroxyde de fer. On y arrive facilement en sursaturant par l'ammoniaque; mais en procédant ainsi, il peut rester un peu d'oxyde de zinc dans le peroxyde de fer. Si la quantité du peroxyde de fer est très-faible, on peut ne pas faire attention à cette circonstance. On précipite maintenant à l'ébullition la solution ammoniacale avec du carbonate de soude pur, jusqu'à ce que les vapeurs ne contiennent plus d'ammoniaque. En faisant bouillir le liquide, on donne de la densité au carbonate de zinc, que l'on peut ensuite rassembler facilement sur un filtre, et laver à l'eau bouillante. On laisse sécher sur le filtre, on fait tomber le précipité dans un creuset de platine taré et on le chauffe doucement au rouge. Comme signe certain on voit apparaître la couleur jaune de l'oxyde de zinc, qui devient blanc après refroidissement. On détermine maintenant le poids de l'oxyde de zinc.

Cette substance offrant la plus grande importance comme corps de délit, on ne doit en dissoudre qu'une petite portion pour effectuer les réactions confirmatives.

L'oxyde de zinc n'a pas de réactions aussi brillantes que les autres métaux, aussi doit-on choisir les plus caractéristiques.

Dans un tube à essais on dissout une partie de l'oxyde dans l'acide acétique bouillant.

1° Le liquide obtenu donne un précipité blanc avec l'hydrogène sulfuré.

2° On mélange une partie du liquide avec une solution de ferricyanure de potassium. Il se forme un précipité de ferricyanure de zinc offrant une couleur jaune-orange, tirant un peu sur le brunâtre. On porte ce précipité sur un petit filtre, on le lave, on le fait tomber dans un petit gobelet de verre à l'aide de la fiole à jet, et l'on y ajoute quelques gouttes d'une solution d'iodure de potassium. Au bout de peu de temps, il se transforme en ferrocyanure de zinc, le précipité devient blanc pur, et le liquide surnageant contient de l'iode libre dissous dans l'iodure de potassium, ce que l'on reconnait à l'aide d'une solution d'amidon, qui est colorée en bleu par ce liquide.

3° Une petite quantité de l'oxyde, mélangée avec un peu de carbonate de soude, est transformée en une petite pilule humide, et chauffée au chalumeau sur le charbon dans la flamme de réduction. Le charbon se recouvre d'un enduit, qui est jaune quand il est chaud, et blanc après refroidissement. Si l'on dirige la pointe de la flamme sur un point de l'enduit blanc, il disparait en ce point et le charbon est mis à nu.

4° Les réactions avec l'ammoniaque, la potasse caustique, les carbonates alcalins, le cyanure de potassium et d'autres sont peu probantes et plus faciles à confondre, elles sont en outre inutiles après les précédentes.

La découverte de la forme sous laquelle se trouvait le zinc n'offre que peu d'intérêt. Les sels solubles de zinc ont tous

une saveur si désagréable, qu'ils ne peuvent pas être pris
tels quels [1].

Les acides avec lesquels le zinc se rencontre ordinairement,
acides chlorhydrique et sulfurique, sont répandus dans le corps
et une recherche sur ce point ne peut conduire à aucun résultat. Il est donc probable que le zinc a été introduit dans le
corps sous forme d'oxyde ou de carbonate, mais ceux-ci se
dissolvent dans l'acide de l'estomac, et alors l'état primitif ne
peut plus être déterminé.

Le signe le plus probant est la formation d'un précipité
blanc par l'hydrogène sulfuré dans la solution acétique ; vient
ensuite la couleur jaune passagère de l'oxyde chaud, puis
son passage au blanc quand il s'est refroidi.

CADMIUM.

Les sels de cadmium ont avec les sels de zinc la plus grande
analogie, et nous n'avons à parler ici que du sulfate de cadmium. On ne connaît pas de véritables empoisonnements par
ce sel. Il provoque le vomissement comme le sel de zinc correspondant.

On le découvre dans l'essai préliminaire, si le précipité
produit par l'hydrogène sulfuré offre une couleur jaune.
Mais ce précipité peut être confondu avec le sulfure d'arsenic et le sulfure d'antimoine. Indépendamment de ce que
le sulfure de cadmium a une couleur plus foncée que le sulfure d'arsenic, il se distingue aussi de ce dernier par son
insolubilité dans l'ammoniaque ; il diffère du sulfure d'antimoine en ce qu'il n'est pas dissous avec dégagement d'hydrogène sulfuré par l'acide chlorhydrique chaud non concentré,
mais qu'il conserve sa couleur, ou bien encore (caractère plus

---

[1] La *liqueur de Burnett,* dont la partie active est le chlorure de zinc,
est cependant le poison le plus fréquemment employé en Angleterre ; elle est
très-répandue dans ce pays et il paraît qu'elle se trouve entre les mains
du peuple. Tuckwell a donné récemment (*Brit. med. journ.,* 5 sept. 1874,
p. 297) la relation d'un cas de suicide avec cette liqueur.

(Note du Traducteur.)

certain) en ce qu'il est insoluble dans le sulfure d'ammonium jaune. Si les trois sulfures métalliques étaient mélangés, cas auquel on ne peut à peine songer, on enlèverait successivement l'arsenic par l'ammoniaque, l'antimoine par le sulfure de sodium, et la matière jaune-orange restée comme résidu sera le sulfure de cadmium.

A l'aide de la fiole à jet, on fait tomber ce dernier dans une capsule de porcelaine et on l'essaie pour confirmer sa nature.

1º Le sulfure de cadmium jaune-orange est dissous à chaud par l'acide azotique étendu avec dépôt de soufre et production d'un liquide incolore, que l'on filtre dans une capsule de porcelaine en se servant du filtre où se trouvait primitivement le sulfure de cadmium. Pour éliminer l'acide azotique libre, on concentre fortement par évaporation.

2º Le carbonate d'ammoniaque produit dans cette solution un précipité blanc de carbonate de cadmium, qui est insoluble dans un excès du précipitant. Cette réaction distingue le cadmium d'avec le zinc, dont le carbonate est soluble dans le carbonate d'ammoniaque.

3º Le carbonate de cadmium obtenu en 2º, chauffé sur une lame de platine, se transforme en oxyde de cadmium rouge-brun.

4º Cet oxyde, chauffé au chalumeau avec du carbonate de soude dans la flamme de réduction, ne peut pas être réduit en un grain métallique, mais il se volatilise et brûle en passant à l'état d'oxyde, qui recouvre le charbon d'un enduit brun. Pour obtenir un grain métallique, il faut mélanger l'oxyde avec du cyanure de potassium et le chauffer dans un petit creuset de porcelaine couvert ou dans un tube de verre difficilement fusible; après la fusion on brise la scorie. Au point de vue de l'éclat, le métal est entre l'étain et le zinc et il laisse sur le papier une trace légère, qui est cependant moins apparente que celle fournie par le plomb.

5º Dans les sels solubles l'hydrate de potasse donne un précipité blanc d'hydrate d'oxyde de cadmium qui est insoluble dans un excès du réactif; ce qui le distingue également d'avec le zinc.

Le sulfate est facilement soluble, incolore et cristallisable.

6° Le sulfate de cadmium est décomposé par l'acide chlorhydrique chaud et concentré, mais non étendu. Dans des liqueurs neutres ou faiblement acides, il est précipité par l'hydrogène sulfuré : le précipité est d'abord jaune-citron vif, mais par le chauffage et l'ébullition il devient jaune-orange foncé.

7° En présence du ferricyanure de potassium il se comporte comme les sels de zinc; il forme un précipité jaune brunâtre, qui, additionné d'iodure de potassium, met un peu d'iode en liberté, que décèle la solution d'amidon (sans chlorure de zinc). Avec le prussiate jaune de potasse les sels de cadmium donnent un précipité blanc.

Le caractère le plus important est, par conséquent, la formation, au contact de l'hydrogène sulfuré, d'un précipité, qui est insoluble dans le sulfure de sodium et le sulfure d'ammonium; mais il est dissous en un liquide incolore par l'acide chlorhydrique concentré avec dégagement d'hydrogène sulfuré.

MERCURE.

Le mercure est indiqué, si le précipité noir produit par l'hydrogène sulfuré ne se dissout pas dans l'acide azotique chauffé. On peut mettre à profit cette circonstance pour détruire les matières organiques adhérentes en évaporant à sec après addition d'acide azotique. On verse alors sur le précipité de l'acide chlorhydrique, puis, goutte à goutte, de l'acide azotique et l'on chauffe : la couleur noire disparaît et des flocons de soufre jaune se séparent. On évapore encore une fois à siccité au bain-marie, on reprend à chaud par l'eau distillée : on obtient un liquide clair et incolore, et dans le cas contraire seulement une filtration est nécessaire.

Il faut maintenant effectuer les expériences confirmatives.

1º On verse le liquide dans un tube à essais et l'on y introduit un morceau de fil de cuivre d'environ 1 millimètre de diamètre, pour une longueur de 70 à 80 millimètres. Ce fil doit plonger tout entier dans la colonne liquide ; il doit avoir été préalablement recuit, puis bien nettoyé avec du papier à l'émeri et parfaitement redressé en le roulant sur une table avec une planchette ou une couverture de livre, afin qu'il puisse pénétrer ultérieurement dans un tube de verre étroit. On plonge le tube à essais dans de l'eau chaude ou dans du sable chaud, et on l'y laisse plusieurs heures. Le cuivre perd d'abord, et assez promptement, sa couleur rouge et son éclat, et il prend une couleur grise. Au bout de quelques heures, on essaie si tout le mercure est séparé. A l'aide d'une baguette de verre, on prend une goutte du liquide, on la dépose sur un verre de montre et l'on ajoute quelques gouttes d'ammoniaque. Le verre de montre étant placé au-dessus d'une feuille de papier blanc, on aperçoit alors la couleur bleue de l'ammoniure de cuivre, et au-dessus d'un papier noir, on voit s'il s'est formé un précipité blanc. Si cela n'est pas, tout le mercure est précipité [1]. On décante le liquide, on fait glisser le fil de cuivre sur une soucoupe de porcelaine et on le lave complétement à l'eau pure. On le laisse sécher sur une feuille de papier à filtrer. Si l'on frotte légèrement ce fil avec le doigt quand il est encore humide, sa surface devient blanc d'argent et miroitante. Le fil est maintenant exactement pesé et introduit dans un tube de verre fermé par un bout, d'une longueur à peu près double de celle du fil métallique et d'environ 2 ou 3 millimètres de diamètre intérieur. En chauffant le tube dans la flamme d'une lampe, en commençant par l'extrémité inférieure, on sépare le mercure du cuivre et on le réunit immédiatement au-dessus du fil en un bel anneau de gouttelettes mercurielles (fig. 45). A l'aide d'une lime, on détache l'extrémité inférieure du tube et on retire le fil de cuivre. On ferme ensuite le tube contenant

---

[1] L'augmentation de poids multipliée par 1,465 = Hg.

l'anneau de mercure à ses deux extrémités et on peut le présenter comme pièce à conviction. Si des gouttelettes de mercure se détachent, elles se réunissent, et à cause de leur mobilité on peut alors mieux les observer dans le tube fermé.

Le fil de cuivre est pesé de nouveau, et il donne alors, par soustraction, le poids du mercure. Cette expérience fournit à proprement parler une preuve positive de la présence du mercure, car elle a été faite avec le sulfure métallique insoluble dans l'acide azotique; elle a montré l'amalgamation du cuivre, la volatilité du métal, sa réduction en gouttes et son poids approximatif. Un fil de fer ne convient pas aussi bien

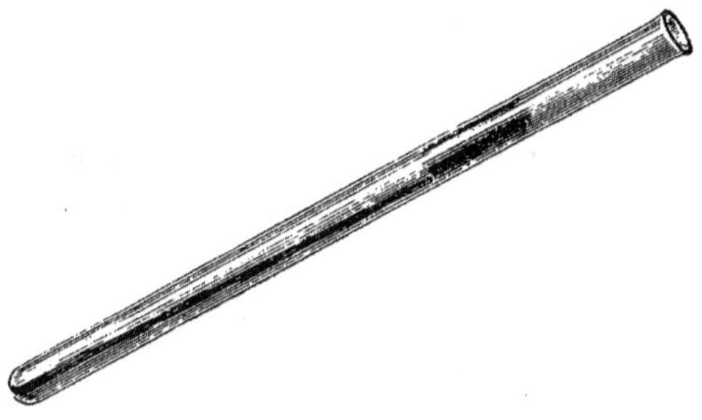

Fig. 45.

pour cette expérience qu'un fil de cuivre, parce qu'on n'observe pas le changement de couleur, parce qu'on ne peut pas produire de réaction avec l'ammoniaque, parce que le fer dissous donne toujours un précipité, parce que, en outre, le mercure ne pénètre pas dans la masse du fil, mais ne fait qu'y adhérer. On peut, au contraire, enlever avec le doigt des gouttelettes de mercure sur le fil de fer et les reconnaître nettement, même si elles sont d'une petitesse extrême.

5° L'obtention du mercure sous forme de gouttes est, en toutes circonstances, le signe le plus certain et le seul qui puisse suffire. C'est pourquoi on peut aussi se servir immédiatement du précipité noir de sulfure de mercure pour préparer le mercure à l'état métallique. On broie le sulfure sec dans une petite capsule de porcelaine avec du carbonate de soude sec, on dessèche encore une fois complétement la masse grise ainsi obtenue dans la capsule non couverte, et on l'introduit dans un tube d'essais étroit, que l'on a préalablement bien desséché en le chauffant extérieurement et aspirant l'air à l'aide d'un tube de verre. La poudre grise tombe maintenant tout entière au fond du tube, sans que quelques particules restent adhérentes aux parois. On chauffe ensuite doucement au-dessus d'une lampe à alcool ou à gaz. Si alors il se dépose encore un peu d'eau sur le tube, on l'élimine à l'aide d'une aiguille à tricoter autour de laquelle on a enroulé et fixé supérieurement avec de la cire à cacheter un morceau de papier à filtrer. Aussitôt qu'il ne se dépose plus d'eau, on ferme imparfaitement le tube avec un bouchon, afin d'empêcher le renouvellement de l'air et le refroidissement, et maintenant on laisse la flamme agir tranquillement sur l'extrémité inférieure du tube. On voit la couleur grise du mélange disparaître de bas en haut et passer au blanc, et lorsque toute la masse est devenue blanche, tout le mercure s'est aussi volatilisé. Après le refroidissement, on trouve un dépôt de gouttelettes mercurielles en rapport avec la quantité du sulfure employé; on peut examiner ces gouttelettes à la loupe.

3° La réaction la plus sensible du mercure est l'amalgamation de l'or récemment précipité sur une lame de cuivre ou d'argent par décomposition du cyanure d'or et de potassium au moyen de l'électricité. Si l'on n'a que quelques gouttes de la solution de bichlorure préparée avec le sulfure de mercure, on les dépose sur l'or et l'on touche seulement pendant un instant le bord des gouttes avec une petite baguette de zinc mince. Immédiatement tout le point occupé par la solution de sublimé devient tout à fait blanc. Au lieu de se servir d'or mat récemment précipité, on peut aussi fixer, avec du blanc d'œuf, un petit morceau d'or en feuilles vrai sur un disque de verre, et effectuer l'expérience sur cette surface.

4° La réaction avec l'iodure de potassium est une belle

expérience confirmative. Si sur un fragment de porcelaine on mélange quelques gouttes de la solution de bichlorure de mercure avec une goutte de solution étendue d'iodure de potassium, il se forme un précipité rouge écarlate de biiodure de mercure. Cette réaction n'est cependant pas très-sensible, quoique très-décisive. Avec un excès de bichlorure de mercure le précipité est rouge-rose pâle ; avec un excès d'iodure de potassium il se redissout. Il faut, à l'aide de baguettes de verre, ajouter alternativement des deux liquides, jusqu'à ce que le précipité offre la couleur rouge vif la plus foncée. Pour le fixer sur papier on produit la réaction sur du papier écolier épais, on l'étend sous forme d'une tache ronde, et on laisse sécher. Si à l'aide d'une baguette de verre chauffée on touche la place rouge par-dessous, elle devient jaune, en même temps qu'il se dégage une légère vapeur. Si l'on promène le papier à une certaine distance au-dessus d'une flamme, toute la place rouge devient jaune, et si avec une baguette froide on trace des traits sur le précipité, ceux-ci paraissent rouges sur l'iodure de mercure jaune. Cette expérience ne laisse aucun doute, car, excepté l'iodure de mercure, aucun corps connu n'offre ce phénomène singulier.

5° La solution de sublimé obtenue, traitée par l'ammoniaque liquide dans un petit tube à expérience, donne un précipité blanc (de *mercurius præcipitatus albus*). Cette réaction est très-sensible.

6° La solution de sublimé, mélangée avec de l'eau de chaux, fournit un précipité jaune de bioxyde de mercure.

7° Pour reconnaître de légers dépôts de mercure, dans lesquels, même à l'aide de la loupe, on ne peut pas apercevoir des gouttelettes, on se sert de la vapeur d'iode. On mélange la substance à examiner avec du carbonate de soude, on l'introduit dans un creuset de platine, et l'on chauffe jusqu'à ce qu'une plaque de verre placée au-dessus du creuset ne se couvre plus d'humidité. On pose ensuite sur le creuset une petite capsule de porcelaine bien propre extérieurement, que l'on remplit pour obtenir un refroidissement avec un peu d'eau ou de limaille de fer. Maintenant on dirige la pointe d'une flamme sur le fond du creuset et l'on volatilise le mercure, qui forme un dépôt gris sur la capsule. Après le refroidissement, on nettoie le creuset de platine, on y introduit quelques petits cristaux d'iode sec et l'on chauffe doucement. Le dépôt gris se transforme en iodure rouge de mercure. L'iode qui peut être adhérent à la capsule se perd dans l'air. L'expérience est très-décisive pour la détermination de la nature du métal, mais pas au même degré que lorsque la sublimation a lieu dans un tube de verre, et l'on peut reconnaître les gouttes de mercure.

Les signes les plus décisifs de la présence du mercure sont l'état guttiforme et la mobilité du dépôt métallique, ainsi que l'amalgamation de l'or. Buchner[1] cite un cas d'empoisonnement par une grande quantité de sublimé, dans lequel on ne put trouver dans le cadavre que de très-faibles traces du métal, et en outre l'estomac et l'intestin ne présentaient presque aucun signe de corrosion ou d'inflammation ; je mentionne ce cas pour confirmer ma théorie de l'anticorrosion (page 8).

Acide cyanhydrique ou prussique, cyanure de potassium.

Lors de l'essai préliminaire, la présence de l'acide cyanhydrique se manifeste d'une manière très-certaine par l'odeur que l'on connait. L'objet est distillé dans un ballon sans addition d'aucune substance et le liquide distillé est essayé. Son action sur le papier de tournesol est très-faible et sans importance. La détermination de l'acide prussique s'effectue par les essais suivants :

1º *Formation de bleu de Berlin.*

On dissout dans le liquide un petit grain de vitriol vert ou de sulfate de protoxyde de fer et d'ammoniaque, on touche en-

[1] *Neues Repert. der Pharm.*, 17, 273.

suite avec une baguette de verre qui a été plongée dans du perchlorure de fer étendu, on agite bien, et on ajoute goutte à goutte de la potasse ou de la soude caustique étendue. Si les proportions sont exactes, il se produit immédiatement une couleur bleue, mais s'il y a un trop grand excès de sel de fer, la couleur est couverte par le précipité de fer, qui suivant la proportion des deux sels de fer peut être noir (Fe^3O^4) ou brun (Fe^2O^3). On ajoute alors quelques gouttes d'acide chlorhydrique, qui fait apparaitre immédiatement la couleur bleue, s'il y avait de l'acide cyanhydrique. Lorsque les liqueurs sont très-étendues, il se produit simplement une coloration bleue, mais pas de précipité, ou seulement après un long repos.

Cette expérience est décisive, car il n'y a pas d'autre combinaison du fer insoluble dans l'acide chlorhydrique qui offre cette coloration bleue intense, si ce n'est le bleu de Berlin.

Lorsqu'au bout d'un long temps le bleu de Berlin s'est déposé en flocons, on peut le rassembler sur un filtre, le laver, dessécher le filtre et le présenter comme pièce à conviction.

2° *Réaction du sulfocyanogène.*

On prépare un sulfure d'ammonium contenant du soufre, en faisant passer un courant d'hydrogène sulfuré dans de l'ammoniaque tenant en suspension un peu de lait de soufre (*lac sulphuris,* soufre précipité). Il se produit très-promptement une solution jaune. Du sulfure d'ammonium pur conservé dans des vases imparfaitement fermés devient jaune de lui-même et peut alors être employé.

On mélange une partie de l'acide prussique distillé avec le sulfure jaune d'ammonium, et l'on chauffe le tout dans une capsule de porcelaine; on voit alors la couleur jaune disparaitre. On évapore à sec un bain-marie, on reprend avec un peu d'eau, on verse la solution dans un tube à essais et l'on ajoute une goutte de perchlorure de fer à l'aide d'une baguette de verre. On voit apparaitre la couleur rouge sang vif du sulfocyanure de fer, qui est un caractère certain de la présence d'une combinaison du cyanogène. Cette réaction est extraordinairement sensible et aussi décisive que celle dont il a été question en 1°.

3° *Réaction de l'argent.*

L'acide prussique donne avec le nitrate d'argent neutre du cyanure d'argent blanc, qui offre extérieurement la plus grande analogie avec le chlorure d'argent. Il se dissout dans l'ammoniaque comme ce dernier, mais il ne devient pas violet et gris-bleu à la lumière. Le cyanure d'argent desséché, calciné dans une cuiller de platine, se transforme en argent métallique, tandis que le chlorure d'argent fond. Le cyanure d'argent traité par l'acide chlorhydrique dégage de l'acide cyanhydrique, et il se dépose du chlorure d'argent. Cependant cette réaction serait un retour *en arrière*. La crainte que dans le produit distillé il ne se trouve de l'acide chlorhydrique n'est pas fondée, car avec des liquides étendus comme ceux dont il s'agit ici, il ne passe pas d'acide chlorhydrique à la distillation.

4° *Réaction de Payenstecher et Schönbein* [1].

On prépare une solution de 3 grammes de résine de gaïac dans 100 cent. cub. d'alcool, et on la conserve dans l'obscurité, parce qu'elle perd son activité à la lumière. D'autre part on mélange une solution de sulfate de cuivre avec un peu d'alcool et d'eau, de façon qu'elle ne précipite pas la résine contenue dans la teinture de gaïac.

On mélange un peu de la teinture de gaïac avec la solution de cuivre, qui ne donne naissance à aucun changement, et on ajoute ensuite l'acide prussique distillé, qui immédiatement produit une belle couleur bleue transparente, même s'il n'y a que de faibles traces d'acide prussique. Le cuivre

---

[1] *Neues Repert. der Pharm.*, 18, 356.

forme avec le cyanogène trois combinaisons : le protocyanure Cu² Cy, le deutocyanure Cu Cy, et le composé résultant de l'union des deux premiers à équivalents égaux Cu³ Cy² ; d'après Schönbein, les deux dernières combinaisons colorent immédiatement en bleu foncé la teinture de gaïac. On doit donc admettre que dans le cas précédent il s'est d'abord formé, aux dépens de l'acide prussique et de l'oxyde de cuivre, du deutocyanure de cuivre et de l'eau, et qu'ensuite le deuto-cyanure s'est dédoublé en protocyanure et cyanogène libre, qui agit à la manière de l'ozone. Mais comme la coloration bleue de la teinture de gaïac est aussi produite, sans la présence d'acide prussique, par presque tous les corps oxydants, tels que l'eau de chlore, la solution d'iode, le chlorure de cuivre, le perchlo-rure de fer, l'acide azotique, l'acide chromique, le peroxyde d'hydrogène, l'ozone, etc., etc., cette expérience n'aurait aucune valeur si elle était exécutée sans certaines précautions ; et, en effet, elle n'est probante pour l'acide cyanhydrique que si l'on est certain que dans le liquide ajouté il ne se trouve aucun des corps que l'on vient de nommer, mais seu-lement de l'oxyde de cuivre, condition que l'on peut facile-ment remplir.

Cette réaction avec la teinture de gaïac et le cuivre est déjà connue depuis très-longtemps, et je me souviens qu'un pharmacien qui étudiait dans le laboratoire de mon père me montra cette expérience en 1828 ou 1829.

Les signes les plus probants de la présence de l'acide prus-sique sont par conséquent la formation de bleu de Berlin et la réaction du sulfocyanogène.

Par suite de l'emploi du cyanure de potassium en photo-graphie, cette substance est devenue plus accessible que l'acide prussique, dont les pharmaciens, las de la vie, sont maintenant les seuls qui en fassent usage. A cause de son odeur forte et repoussante, l'acide prussique ne peut pas être administré à une personne que l'on veut empoisonner, sans qu'elle s'en aper-çoive ; il en est de même pour le cyanure de potassium qui a toujours une odeur d'acide prussique. Le cyanure de potassium agit comme l'acide prussique, parce que la petite quantité de poison nécessaire pour l'anéantissement de la vie trouve toujours dans l'estomac assez d'acide pour sa décomposition. S'il y avait du cyanure de potassium non décomposé, le résidu de la première distillation dégagerait avec de l'acide tartrique une grande quantité d'acide prussique; un cas semblable ne s'est pas encore présenté. Comme le prussiate de potasse n'est pas un sel vénéneux, on a pensé qu'il fallait rechercher s'il n'y avait pas du prussiate de potasse au lieu de cyanure de potassium vénéneux. Pour résoudre cette question, on a proposé la distillation avec de l'acide tartrique. Mais cet acide décompose aussi le prussiate de potasse. Il se sépare d'abord beaucoup de bitartrate de potasse, et pendant l'ébullition il se forme un dépôt bleu clair insoluble et dans le produit distillé il y a beaucoup d'acide prussique. On ne peut donc pas conclure de cette expérience que du cyanure de potassium a été administré, puisque le prussiate de potasse est également décomposé par l'acide tartrique avec dégagement d'acide cyanhydrique.

5° *Avec l'azotate de protoxyde de mercure.*

Il se sépare immédiatement du mercure métallique gris et il se dissout du deutocyanure de mercure. Cet essai n'est probant que si les autres réactions avec formation de bleu de Berlin se sont produites, parce que l'acide formique sépare aussi à chaud du mercure métallique.

Phosphore.

Le phosphore à l'état métallique, si l'on peut le nommer ainsi, est un des poisons les plus dangereux et les plus traitres. Depuis qu'il est employé pour la préparation des allumettes et de la pâte phosphorée pour détruire les rats et les souris, on a observé des empoisonnements criminels et accidentels par cette substance. L'auteur de la découverte

des propriétés vénéneuses du phosphore est resté inconnu ;
j'ai cependant entendu dire à ce sujet qu'un élève en pharmacie de Wiesbaden, qui avait connaissance des propriétés
aphrodisiaques du phosphore, prit, à cause de cela, une forte
dose de ce corps, et paya de sa vie la découverte involontaire
de l'action vénéneuse de cette substance.

L'emploi du phosphore en thérapeutique, sous forme d'huile
phosphorée et d'émulsions, fut un errement incompréhensible
de la médecine casuistique ; et il a complétement cessé depuis
que le phosphore est employé sous la même forme pour la
destruction des rats et des souris.

Le phosphore ne peut être découvert légalement que s'il
se trouve encore dans l'objet à analyser sous forme métalloïdique, c'est-à-dire non oxydé. Comme toutes les parties du
corps humain contiennent de l'acide phosphorique, on ne peut
rien conclure de la présence de cet acide. Dans le premier
cas la découverte du phosphore est facile et certaine.

Le phosphore, disséminé dans les objets soumis à l'analyse,
s'y trouve toujours sous forme d'une sorte d'émulsion. Comme
il est insoluble dans l'eau et tous les liquides aqueux, il ne
peut pas être extrait ou dialysé. Dans toutes les expertises
légales la recherche du phosphore est la première opération
à exécuter, parce qu'on n'a pas besoin de faire subir d'altération à l'objet examiné. Ordinairement on reconnaît immédiatement la présence du phosphore à l'odeur forte et très-
désagréable de l'ozone auquel il donne naissance. On est alors
conduit à rechercher si la matière suspecte répand spontanément des lueurs, et dans ce but on introduit un peu de la
substance dans un petit flacon à parois droites et à fond plat.
On pose ce flacon, dans un lieu sombre, sur un grand disque
de fer-blanc avec une couche mince de sable, afin d'absorber
la lumière, on le recouvre supérieurement avec un entonnoir
vide et l'on chauffe par dessous à l'aide d'une flamme de gaz
ou d'alcool. S'il y a du phosphore, on remarque à la surface
une lueur verdâtre, on voit apparaître, puis disparaître
quelques points lumineux, de longues langues de feu s'élè-

vent le long des parois du vase, enfin tout l'espace vide du flacon parait lumineux. Si maintenant on enlève l'entonnoir, l'odeur pénétrante du phosphore se montre avec une grande intensité, et l'on est alors suffisamment fixé. La *lueur* que répand le phosphore et son *odeur* sont des signes positifs de sa présence, car on ne les retrouve avec aucun autre corps. Maintenant on suspend entre l'entonnoir et le col du flacon une bande de papier humectée avec une solution de nitrate d'argent : la partie humide se colore en noir et prend un éclat métallique.

Avec ces essais, la recherche est pour ainsi dire achevée; mais comme on a encore la substance suspecte, on peut faire les expériences confirmatives.

1° *Distillation du phosphore et production de lueurs.*

La distillation peut être faite dans un ballon quelconque et avec un réfrigérant tubulaire transparent. Le petit appareil représenté par la figure 46 est très-convenable pour cela; sa composition est facile à comprendre sans description. On y observe encore toute la série des phénomènes dont il vient d'être question, et l'on obtient en même temps un produit de distillation dont les gouttes répandent des lueurs en tombant dans l'obscurité et dont on peut aussi se servir pour d'autres essais.

L'appareil recommandé pour cet usage par Mitscherlich[1] a été accueilli avec une faveur toute particulière, et l'on a cru qu'il avait été construit tout spécialement dans ce but. Il n'en est point ainsi : Mitscherlich donna seulement la préférence à la forme de l'appareil dans lequel il avait coutume, dans ses cours, d'effectuer la préparation de l'éther et d'autres distillations (fig. 47, p. 143).

Dans le petit ballon A se trouve la substance qui doit être chauffée. Les vapeurs passent par le tube *b* dans le tube réfrigérant *c*, et le produit de la distillation est recueilli dans le

[1] *Journ. für prakt. Chemie,* 66, 238.

flacon C. Du vase D de l'eau froide arrive au fond du cylindre B, et l'eau chaude s'écoule supérieurement dans un
vase par le tube *g*. Après avoir préparé à la lumière l'appa-

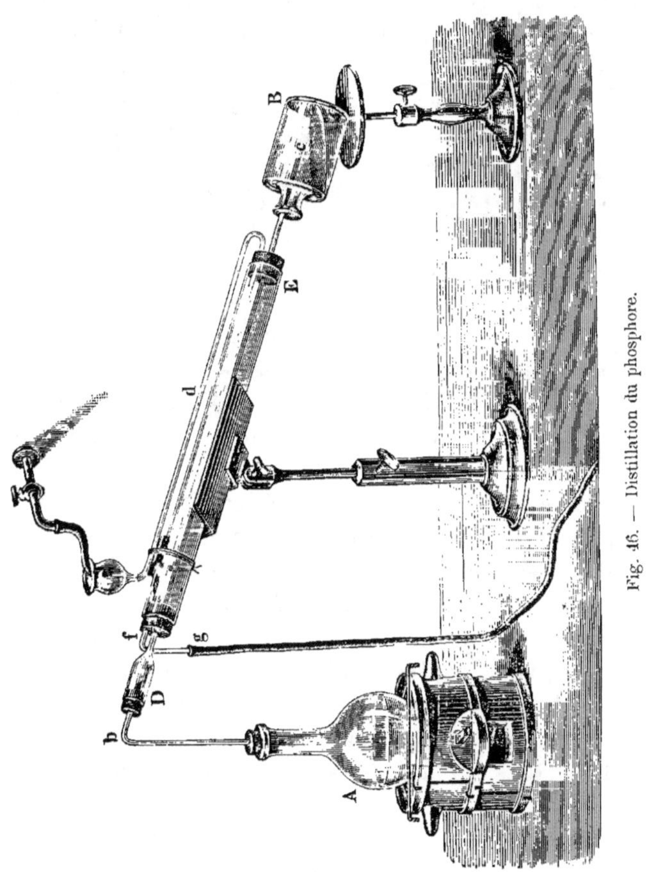

Fig. 46. — Distillation du phosphore.

reil de façon qu'il ne reste plus qu'à allumer la lampe à
alcool, on produit l'obscurité et l'on place entre les deux
parties de l'appareil un grand écran en carton, afin de mettre
le réfrigérant à l'abri de la lueur de la lampe. On voit maintenant apparaître la série des phénomènes qui ont déjà été

décrits. Dans le point où le tube réfrigérant est baigné supérieurement par l'eau froide, on aperçoit une lueur vacillante qui dure très-longtemps. La lueur cesse dans le ballon, non pas parce que l'oxygène est consommé, mais parce que l'air a été expulsé par les vapeurs aqueuses. Dans la partie non refroidie du tube b, il ne se trouve que de la vapeur d'eau et de la vapeur de phosphore, et il ne peut pas se produire de lueur dans cette portion de l'appareil. Dans la partie refroidie, la vapeur d'eau est condensée, la vapeur de phosphore est ainsi mise à nu, et la lueur se produit. Les gouttes condensées coulent dans le tube réfrigérant en répandant une lueur et elles luisent encore dans le vase C. Ce vase, contenant le liquide distillé, bien fermé avec un bouchon de verre, peut être présenté comme pièce à conviction. Beaucoup d'auteurs recommandent de préparer, par oxydation, avec le produit distillé, de l'acide phosphorique, et de constater la présence de cet acide par précipitation avec une solution ammoniacale de sulfate de magnésie ou avec du molybdate d'ammoniaque. Je ne trouve pas convenable de procéder ainsi, car les signes de la présence du phosphore, la lueur et l'odeur, sont beaucoup plus précis et plus probants que les propriétés du phosphate ammoniaco-magnésien et du précipité formé par le molybdate d'ammoniaque. Avec le produit distillé on peut, quand on le veut, répéter l'épreuve de la lueur et de l'odeur, ainsi que la réaction de l'argent, tandis qu'on ne peut pas démontrer la nature de l'acide phosphorique avec les deux précipités. Il s'agit d'ailleurs de la nature métallique du phosphore et non de l'acide phosphorique, dont on trouve dans tout cadavre de 2,500 à 3,000 grammes.

Lorsqu'il y a beaucoup de phosphore, on rencontre dans le produit distillé de petites gouttelettes jaunes de phosphore, qui alors sont le véritable corps du délit. Ce serait évidemment une faute d'oxyder ce phosphore et de le présenter sous forme d'acide phosphorique. Mitscherlich recommande d'acidifier le liquide avant la distillation avec de l'acide sulfurique, parce que la présence de l'ammoniaque empêcherait

la lueur de se produire. Mais l'ammoniaque passe tout d'abord
à la distillation, et ensuite la lueur apparaît malgré cela.

Lorsqu'on a vu une fois la lueur, il est important, en con-

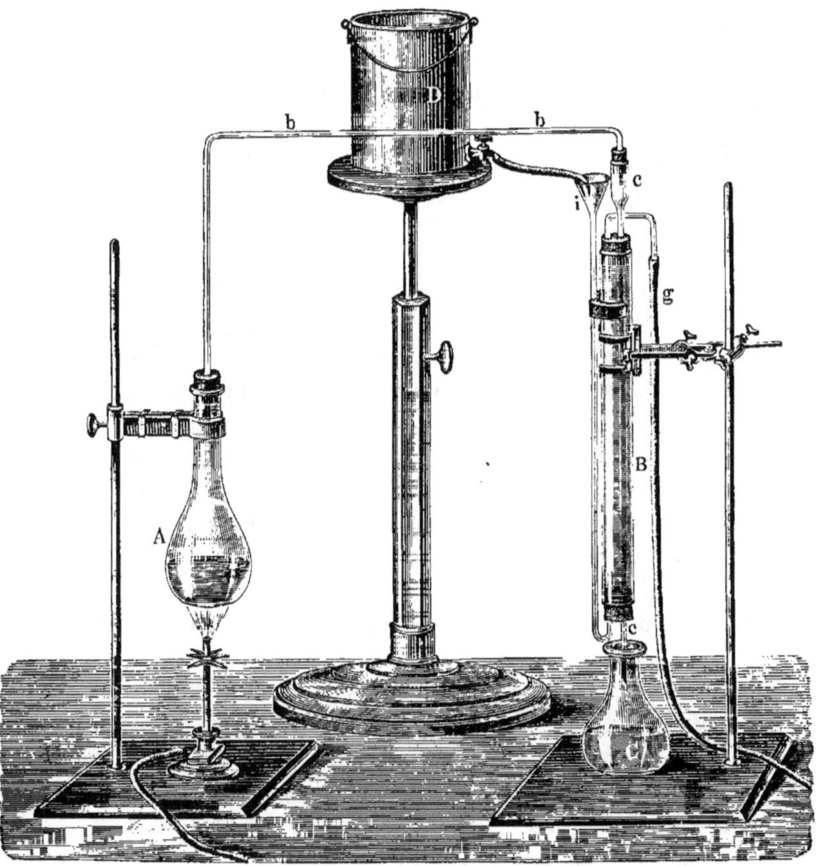

Fig. 47. — Appareil de Mitscherlich.

tinuant la distillation, d'obtenir la majeure partie du phosphore à l'état pur. Il vaut mieux alors empêcher complètement la production de la lueur dans l'appareil. Le meilleur
moyen à employer, à cet effet, consiste à faire passer pen-

dant la distillation un faible courant d'acide carbonique à travers le ballon et le réfrigérant. Pour élever un peu le point d'ébullition du liquide, on y dissout une quantité convenable de sel marin, et l'on peut alors effectuer la distillation au grand jour.

2° *Méthode Lipowitz* [1].

Le soufre condense à sa surface le phosphore contenu dans un mélange émulsif et il acquiert alors les propriétés de luire, lorsqu'on le broie, dans l'obscurité. On mélange l'objet avec quelques morceaux de soufre solide gros comme des pois, on laisse digérer pendant quelque temps dans un vase fermé, en agitant fréquemment. Les petits morceaux de soufre retirés du mélange sont un peu desséchés, et si on les frotte avec les doigts ils luisent très-fortement et dégagent l'odeur du phosphore, qui persiste opiniâtrément aux extrémités des doigts.

On ne doit pas conseiller d'effectuer une distillation sur les petits morceaux de soufre, comme le recommande Lipowitz, car alors on empêche de distiller le phosphore qui a pénétré dans le soufre. Si lors de la distillation la lueur se montre d'elle-même, les morceaux de soufre sont inutiles. Pour les raisons précédemment indiquées, il n'est pas convenable de préparer de l'acide phosphorique par oxydation avec les morceaux de soufre. Si l'on conserve sous l'eau les fragments de soufre, on peut encore après un long temps, en les séchant, puis les frottant, développer la lueur et l'odeur du phosphore, et à proprement parler on n'a besoin de rien de plus. L'alcool empêche la production de la lueur du phosphore. Si d'après certaines instructions les portions de cadavre sont livrées à l'expert dans l'alcool, la méthode de Lipowitz se recommande tout spécialement, parce que la phosphorescence ne peut pas être obtenue par distillation.

---

[1] *Pogg.*, 90, 600.

3° *Méthode de Scherer* [1].

Si dans un espace où du phosphore s'oxyde lentement on suspend une bande de papier blanc humectée avec une solution neutre d'azotate d'argent, le papier noircit et la tache noire prend fréquemment un éclat métallique. L'argent est réduit par l'acide phosphoreux ; le précipité formé contient aussi une quantité notable de phosphure d'argent. Cette réaction est extraordinairement sensible et elle peut être répétée un très-grand nombre de fois dans un tube à essais avec la tête d'une allumette. On introduit cette tête dans le tube à essais, on

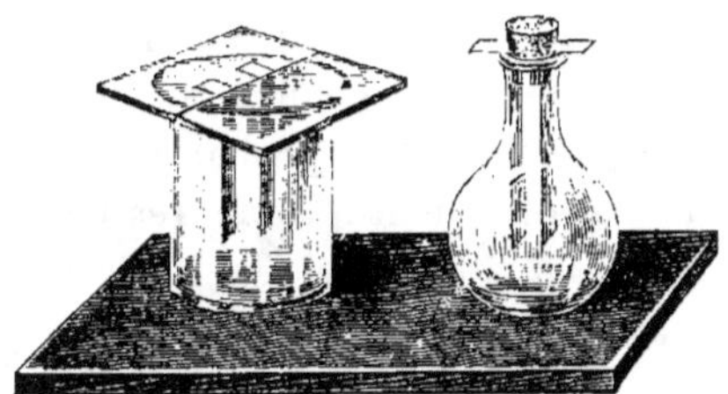

Fig. 48.

ajoute quelques gouttes d'eau et l'on fait dissoudre la matière agglutinative en chauffant doucement ; dans une fente faite à la face inférieure du bouchon on introduit une des extrémités d'une bande de papier blanc imbibée légèrement d'une solution étendue d'azotate d'argent ; le bouchon étant mis en place, le papier se trouve suspendu dans le tube. La réaction se produit instantanément et elle augmente encore pendant longtemps. Dans la substance organique en putréfaction il a pu se former de l'hydrogène sulfuré, qui noircit également le sel d'argent ; cette circonstance ne doit pas être oubliée. Pour se mettre à l'abri de cette cause d'erreur, on suspend une deuxième bande de papier imbibée avec une

[1] *Annal. der Chemie und Pharm.,* 112, 214.

solution d'acétate neutre de plomb. C'est le réactif le plus
sensible de l'hydrogène sulfuré, et lorsque le papier de plomb
n'est pas coloré, tandis que le papier d'argent devient noir,
on peut conclure avec une grande certitude à la présence du
phosphore. La crainte que l'air ozonisé ne forme dans le vase
avec le sel de plomb du peroxyde de plomb et qu'il en résulte
une coloration noire, ne peut pas être admise, car des expériences, effectuées spécialement pour élucider cette question,
ont montré que dans un vase qui était rendu complétement
opaque par des vapeurs de phosphore, il ne se formait pas de
peroxyde de plomb ni avec de l'acétate de plomb, ni avec une
solution de tartrate de plomb dans un alcali.

Dans ce cas il n'est pas non plus convenable de produire
avec les taches noires du papier argentique de l'acide phosphorique, car d'une part cette coloration du sel d'argent est
déjà par elle-même une réaction probante, et d'autre part les
taches d'argent ne contiennent qu'une très-petite quantité du
phosphore renfermé dans l'objet de la recherche, et toujours
beaucoup trop peu pour qu'il soit possible d'effectuer une
réaction par voie humide.

4° Procédé de Blondlot et Dussard.

Dussard a remarqué le premier que si l'on fait passer de
l'hydrogène à travers des substances contenant du phosphore,
ce corps brûle avec une flamme présentant dans son milieu
une teinte verte, que ne donne pas la flamme de l'hydrogène
pur. L'acide phosphoreux donne aussi lieu au même phénomène. Comme le zinc du commerce renferme fréquemment
des traces de phosphore, la flamme de l'hydrogène pur offre
quelquefois en son milieu une pareille coloration verte. On
doit donc se mettre à l'abri de cette cause d'erreur en employant du zinc chimiquement pur, ou en disposant l'appareil
de façon à faire disparaître un aussi grave inconvénient.

Blondlot fait dégager le gaz hydrogène dans la substance
phosphorée elle-même, et il a construit un appareil exprès

pour cette expérience (Fresenius, *Zeitschrift für anal. Chemie,* 1, 129). Fresenius a perfectionné cet appareil et l'a décrit dans son journal (1, 342). Il est cependant plus convenable de dégager l'hydrogène séparément et de le conduire d'un appareil continu dans le liquide contenant du phosphore. En procédant ainsi, on a l'avantage de pouvoir observer dans l'obscurité la flamme de l'hydrogène pur tout près de la

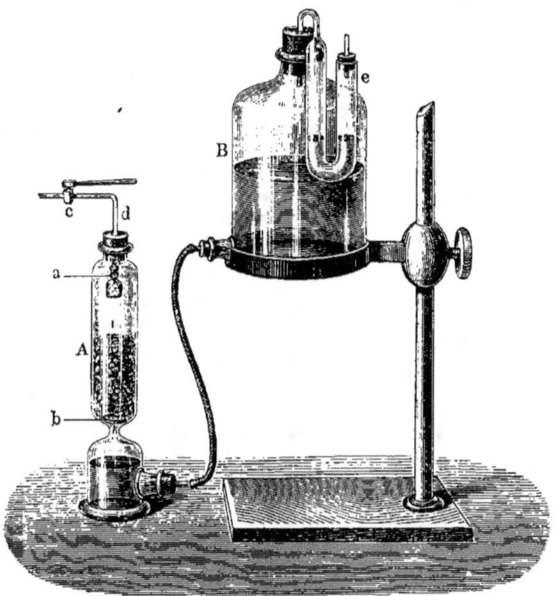

Fig. 49. — Appareil à hydrogène.

flamme chargée de phosphore; le doute alors est complétement exclu.

Pour dégager l'hydrogène on peut se servir de l'un des appareils à l'hydrogène sulfuré précédemment décrits (pages 30 à 38); il faut alors remplacer le sulfure de fer par du zinc pur. L'appareil décrit par moi est tout à fait commode (fig. 49); il permet de supprimer la pression, après qu'on s'en est servi. Le flacon, placé à une certaine hauteur, avec lequel on peut à volonté augmenter la pression en allongeant le tube de caoutchouc, contient de l'acide chlorhydrique non fumant. Le zinc se trouve dans le cylindre placé plus bas et repose sur la partie étranglée du vase. L'orifice supérieur est fermé par un bouchon de caoutchouc, à travers lequel passe, comme on le voit dans le dessin, un tube de verre muni d'un robinet. L'extrémité de ce tube, qui fait saillie dans le cylindre, est entourée d'un tampon de coton, afin de retenir les bulles de liquide projetées par le dégagement du gaz. A cet appareil de dégagement se rattache l'appareil pour l'expérience (fig. 50). Le gaz est d'abord dirigé dans un petit flacon contenant une solution neutre d'azotate d'argent, destinée à retenir les traces de phosphore que le zinc peut contenir; il se rend ensuite par le deuxième tube dans le flacon qui renferme l'objet à examiner. Sur la moitié de la longueur de ce tube est soudé à la lampe un petit tube de verre, qui porte une pointe effilée fixée à l'aide d'un tube de caoutchouc muni d'un robinet à pince. Si on ouvre ce robinet, on peut en ce point allumer le gaz hydrogène, avant qu'il ait traversé la substance contenant du phosphore. Celle-ci est placée dans un petit ballon dont on peut chauffer le contenu à 40 ou 50°. Dans l'espace vide de ce vase et en traversant le liquide, le gaz se charge de particules de phosphore, qui donnent à sa flamme la coloration verte caractéristique. On a, avec cet appareil, les deux flammes tout près l'une de l'autre, et l'on peut avec une grande certitude attribuer les différences des phénomènes qu'elles présentent à l'action du contenu du ballon où se trouve la substance essayée. Ce vase est aussi muni d'un tube de verre, qui supérieurement se termine en une pointe de chalumeau en platine. L'emploi d'une pointe de platine est absolument indispensable, car avec une pointe de verre la flamme verte ne parait qu'au premier moment, et lorsque la pointe du verre s'est échauffée, il se produit une flamme de soude si fortement éclairante, qu'elle couvre complétement le cône vert du milieu et le rend invisible. Lorsque tout est suffisamment préparé de façon qu'on n'ait plus qu'à éliminer la lumière du local où se fait l'expérience, on ouvre le robinet de l'appareil à hydro-

gène et on laisse l'appareil se remplir entièrement avec ce
gaz, puis on allume l'hydrogène qui se dégage par le tube du
ballon. Avec un fort courant, c'est à peine si l'on a à craindre
de voir la flamme s'éteindre, l'orifice de la pointe de platine

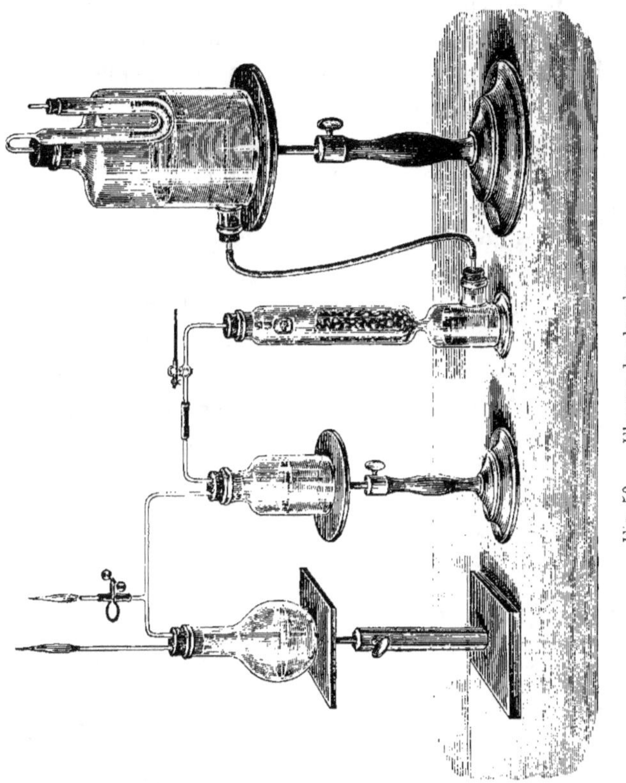

Fig. 50. — Flamme du phosphore.

étant très-étroit ; dans tous les cas, on peut se mettre à l'abri
de cet inconvénient en laissant dégager l'hydrogène pendant
longtemps. Immédiatement après, ou auparavant, on allume
aussi l'hydrogène qui s'échappe de l'autre tube effilé. La magnifique flamme verte apparaît dans toute sa netteté, si on
l'écrase contre une capsule de porcelaine et si on l'approche

peu à peu de la pointe de façon que le gaz soit obligé de se dégager latéralement contre la capsule. Au lieu d'un cône mince de couleur verte, on obtient maintenant une large surface offrant des reflets verts. Ce changement est dû au refroidissement produit par la porcelaine, parce que alors toutes les couleurs paraissent beaucoup plus intenses qu'à une plus haute température, et c'est ainsi que la flamme de la strontiane brûlant en masses épaisses parait presque blanche et rouge seulement sur les bords refroidis.

Cette réaction colorée est extrèmement sensible, mais cependant elle n'est pas aussi probante que la phosphorescence et l'odeur.

C'est pourquoi Fresenius recommande le procédé suivant combiné, lorsqu'il s'agit d'une recherche légale.

Lorsqu'on a fait l'épreuve de l'odeur et que par agitation ou frottement dans l'obscurité on n'a pu observer de phosphorescence, on doit employer comme essai préliminaire le procédé de Scherer (page 145), puis procéder à la distillation dans l'appareil de Mitscherlich. Si cet appareil ne donne pas de résultat positif, que ce soit parce qu'il y a trop peu de phosphore, ou parce qu'il se trouve des substances qui empêchent la phosphorescence, il faut employer le produit de la distillation pour amener la réaction colorée de Dussard avec la flamme de l'hydrogène ; et si cette expérience ne conduit pas non plus à un résultat, on fait passer un courant d'acide carbonique à travers la substance contenue dans un ballon et chauffée au bain-marie à 60 ou 70° ; le courant gazeux doit être dirigé de façon qu'il ne se dégage qu'une bulle toutes les deux ou trois secondes ; on conduit cet acide carbonique chargé des vapeurs de phosphore, si l'objet essayé renferme de ce corps, dans un tube en U contenant une solution étendue d'azotate d'argent ; s'il y a du phosphore, la solution d'argent se trouble, noircit et est précipitée. Le précipité, lavé plusieurs fois avec de l'eau distillée, doit être employé pour produire la réaction colorée de Blondlot-Dussart, et si cette réaction est négative, c'est l'indice de l'absence du phosphore.

Je n'admets pas que l'on regarde la présence du phosphore
comme prouvée par cette dernière expérience seule, sans que
l'on ait vu la phosphorescence et observé l'odeur caractéristique du phosphore. Si ces deux signes manquent, la preuve
n'existe pas. Il est évident que, par suite de la grande oxy-
dabilité du phosphore, la quantité qui a été ingérée diminue
très-rapidement après la mort; ainsi, dans un cas d'empoisonnement par le phosphore, Fresenius (*Zeitschrift f. anal. Chem.*,
1, 337) ne put réussir, sept jours après la mort, à découvrir, à
l'aide des méthodes précédentes, la moindre trace de phosphore
dans l'estomac et le canal intestinal, tandis que dans le reste
d'une mixture, qui avait occasionné la mort du défunt, des traces
évidentes de phosphore purent être trouvées. Pour la même
raison, la détermination quantitative du phosphore trouvé est
aussi tout à fait inutile, si elle ne peut pas être effectuée par la
pesée des gouttes du phosphore passées à la distillation, car la
moindre trace de phosphore qui est trouvée sous cette forme
ne peut avoir été introduite dans le corps que comme poison,
et elle indique qu'une plus grande quantité a été ingérée.

Le phosphore rouge, dit amorphe, n'est pas un poison, et il
ne peut pas être l'objet d'une recherche toxicologique. Dans
l'empoisonnement par le phosphore, on a recommandé comme
antidote l'essence de térébenthine oxygénée. On l'administrera
donc avec un purgatif énergique, que l'on peut donner en
toutes circonstances, et, si l'on n'a pas autre chose, avec une
solution concentrée de sel marin[1].

On s'est aussi servi du spectroscope pour la détermination
du phosphore[2], mais les renseignements qu'il fournit n'ont
aucune valeur si la phosphorescence n'a pas été observée.

Une flamme d'hydrogène qui ne donnait pas de raies, en
montra immédiatement une lorsqu'on eut projeté un petit
morceau de phosphore dans le flacon à dégagement. A côté
de la raie du sodium, on vit apparaître deux raies vertes ma-

---

[1] Voyez Hermann Köhler, *Ueber Werth und Bedeutung des sauerstoff-
haltigen Terpentinöls bei acuter Phosphorvergiftung.* Halle, 1872.

[2] Fresenius, *Zeitschrift für anal. Chemie,* 2, 465.

gnifiques Pα et β, et entre la raie jaune du sodium et ces deux raies vertes une troisième raie verte γ, mais moins évidente. α et β sont presque d'égale intensité, γ est la plus faible, α la plus intense.

En répétant cette expérience, on vérifia l'exactitude de ces indications. Les raies vertes se trouvent à droite de la raie du sodium et dans la partie verte du spectre, ce qui fait qu'elles paraissent avec moins de netteté. Elles sont assez larges. Ce phénomène ne serait pas assez évident pour confirmer la présence du phosphore, parce que deux de ces raies se trouvent tout près des raies vertes du barium. Si l'on dégage de l'hydrogène avec du zinc et l'acide sulfurique, il arrive fréquemment que la couche intérieure de la flamme paraît nettement verte, ce qui tient peut-être à la présence d'une petite quantité de phosphore.

Le phosphore surpasse même l'acide arsénieux en toxicité. Böcker a observé avec 15 à 7 milligr. $\frac{1}{2}$ de phosphore dissous dans de l'huile des symptômes d'une violente gastrite.

Acide oxalique.

L'acide oxalique et ses combinaisons solubles sont des poisons très-dangereux; on ne sait pas encore exactement comment ils agissent. Il est facile de comprendre que l'acide oxalique concentré, introduit en grande quantité dans l'estomac, produise une inflammation, un ramollissement et une destruction de la paroi stomacale, car les acides tartrique et citrique agissent d'une manière analogue, mais avec moins d'intensité. Lorsqu'on injecte de l'acide oxalique dans le sang, la mort arrive très-rapidement; les expériences de ce genre, dont sont remplis un grand nombre d'ouvrages de toxicologie, sont tout à fait absurdes, car pour la même raison on pourrait aussi ranger parmi les poisons la soupe aux pois et le chocolat. Des expériences [1] ont démontré que les oxalates neutres très-étendus,

---

[1] *Annalen der Chemie und Pharm.*, 11, 229; *Tiedmann's und Trevi-ranus' Zeitschrift für Physiologie*, 5, 189.

administrés d'une manière continue, produisent également la mort, ce qui n'a pas lieu avec les citrates et les tartrates. Il est donc évident que l'acide oxalique est un véritable poison, ce qui n'est ni appuyé ni réfuté par son action locale sur la paroi de l'estomac. Administré très-dilué et sous forme de sel neutre, il ne donne lieu à aucun des symptômes généraux observés ordinairement avec les poisons, vomissements, douleur à l'estomac et ensuite ramollissement des parois stomacales, mais il passe inaperçu et on ne voit apparaître que les symptômes de l'empoisonnement véritable. L'acide oxalique agit par son passage dans le sang et sa dissémination par ce liquide dans toutes les parties du corps, voilà seulement ce que l'on peut admettre, et alors il est très-probable que, rencontrant de la chaux, il se combine avec cette base pour donner naissance à des sels insolubles dans tous les liquides de l'organisme, et sous cette forme il reste déposé dans les tissus. Sous l'influence de ce dépôt, certains organes, le cœur et ses valvules, deviennent immobiles, et cela suffit pour occasionner la mort. Il est vraiment étonnant que la plupart des empoisonnements par l'acide oxalique se soient rencontrés en Angleterre, et principalement dans le comté de Middlesex. Dans ce pays on observa en deux années dix-neuf cas d'empoisonnement, dont quatorze suicides, et un grand nombre d'autres cas produits par confusion du sulfate de magnésie avec l'acide oxalique cristallisé, ce qui peut arriver facilement dans les pharmacies anglaises. Lors de la détermination chimique, il est tout à fait indifférent de trouver l'acide oxalique à l'état libre ou à l'état de combinaison ; on doit plutôt s'attendre, dans le cas de terminaison mortelle, à ce qu'une partie de l'acide oxalique est déjà entrée en combinaison avec de la chaux. Si lors de l'essai qualitatif préliminaire les réactifs ordinaires (SH et solution d'iode) n'ont pas donné de résultat, et si en outre les circonstances extérieures indiquent un empoisonnement par l'acide oxalique ou le sel d'oseille, il faut diriger son attention sur ce que nous allons dire :

1° Le corps du délit est transformé par une longue digestion avec de l'acide chlorhydrique en un liquide filtrable, et celui-ci est séparé par filtration du résidu insoluble; l'hydrogène sulfuré n'a pas donné de précipité dans le liquide filtré. On sature l'acide libre avec de l'ammoniaque, jusqu'à ce que le papier rouge de tournesol soit faiblement bleui, et on abandonne le liquide à lui-même pendant longtemps. Lorsqu'il s'est formé un dépôt, on décante le liquide avec soin et on porte ensuite le précipité sur un filtre. On peut concentrer encore un peu le liquide, et on le mélange ensuite avec une solution d'acétate de chaux, tant qu'il se produit un trouble, et en tout cas avec un petit excès du réactif. On laisse aussi reposer ce liquide dans un lieu chaud, afin de favoriser le dépôt.

Le premier précipité contient tout l'acide oxalique, qui s'était déjà combiné dans le corps avec de la chaux; le deuxième, l'acide qui s'y trouvait encore à l'état libre. Il importe maintenant de démontrer d'une manière positive la présence de l'acide oxalique dans les deux précipités.

2º A l'aide de la fiole à jet, on fait tomber le précipité d'un filtre dans une capsule de porcelaine, on chauffe le mélange et l'on ajoute goutte à goutte de l'acide chlorhydrique pur, jusqu'à ce qu'il ne se dissolve plus rien à chaud. On filtre ensuite sur le même filtre et on reçoit le liquide dans un petit gobelet de verre, on mélange avec précaution avec un petit excès d'ammoniaque et on laisse déposer à chaud pendant longtemps, jusqu'à ce que le précipité forme une masse solide au fond du vase. On décante le liquide, on ajoute encore une fois de l'eau et on laisse encore déposer. Après avoir décanté le liquide avec précaution, on dessèche le précipité au bain de sable ou au bain-marie. La séparation du précipité au moyen d'un filtre est moins commode, parce que le précipité peu volumineux et incolore ne peut pas être enlevé du filtre sans perte. On peut maintenant déterminer le poids du précipité sec, en pesant le gobelet de verre qui le contient et retranchant ensuite le poids de ce dernier. On reconnait l'oxalate de chaux blanc et maintenant purifié aux caractères suivants.

3º Une petite quantité, chauffée au rouge dans un creuset de platine fermé, laisse du carbonate de chaux gris. Tous les autres sels calcaires à acides végétaux, tartrates, citrates, etc., laissent un reste de charbon tout à fait noir.

4º Une portion du précipité, délayée avec de l'eau et mélangée avec de l'acide sulfurique concentré, possède la propriété de détruire la couleur du permanganate de potasse; la destruction de la couleur est d'abord lente, mais elle devient de plus en plus rapide, jusqu'à ce qu'enfin la couleur rouge du sel manganique demeure persistante, et à ce moment tout l'acide oxalique est décomposé et transformé en acide carbonique. Cette réaction, que l'on essaie avec de l'acide oxalique pur, est si caractéristique, que c'est à peine si elle peut donner lieu à une confusion. L'acide urique en solution acide décolore également le permanganate de potasse, mais c'est au commencement que la décoloration a lieu le plus rapidement, et vers la fin elle est très-lente, de sorte que souvent au bout de quelques heures la dernière trace de coloration rouge disparait. Cette différence tient à ce que l'acide oxalique est transformé en un corps complétement oxydé, l'acide carbonique, tandis que l'acide urique est converti en une autre combinaison organique, qui contient encore du carbone et de l'hydrogène.

5º Si dans un tube à essais on mélange un peu du précipité avec de l'acide sulfurique concentré, il se dégage, lorsqu'on chauffe, un mélange d'oxyde de carbone et d'acide carbonique; si l'on fait passer ces gaz dans un deuxième tube à essais contenant de l'eau de baryte (fig. 51, p. 156), il s'y produit un précipité de carbonate de baryte. Dans le tube d'où se dégagent les gaz, l'acide sulfurique demeure incolore, s'il n'y a pas de matières organiques étrangères.

6º Si, au mélange du précipité et de l'acide sulfurique, qui maintenant doit aussi être un peu étendu, on ajoute quelques cristaux de permanganate de potasse ou du peroxyde de manganèse en poudre fine, il ne se dégage que de l'acide car-

bonique, et juste une fois autant que dans l'expérience précédente (5°) pour la même quantité du précipité.

Tous les phénomènes décrits sont basés sur la destruction
de l'acide oxalique, ce qui entraîne la perte de l'objet. Il faut
donc effectuer les essais avec des quantités assez petites pour
qu'il reste encore un peu de la matière suspecte, ou bien on
doit se limiter dans le nombre des expériences. La prépara-

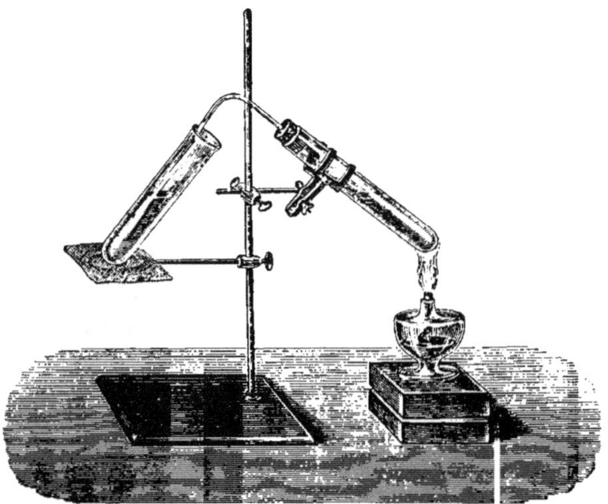

Fig. 51. — Recherche de l'acide oxalique.

tion à l'état pur de l'acide oxalique offre des difficultés, lorsqu'une fois il est combiné avec la chaux, comme dans le cas
précédent, où une partie était déjà unie dans le corps avec
cette base, tandis que l'autre a été combinée avec celle-ci en
vue de sa précipitation complète. De l'oxalate de chaux on
peut toutefois séparer l'acide oxalique par l'acide sulfurique
et l'alcool, mais alors on l'obtient avec un excès d'acide sulfurique, qui s'oppose à la combinaison avec l'oxyde de plomb,
et l'oxalate de plomb est précisément la combinaison avec
laquelle on peut préparer avec le plus de facilité l'acide oxalique, par traitement au moyen de l'hydrogène sulfuré. Mais

la précipitation immédiate par l'acétate neutre de plomb dans
la substance organique ne peut pas être effectuée, à cause de
la présence du sel marin, de l'acide sulfurique, de l'acide phosphorique et des matières organiques, qui donnent d'abondants
précipités plombiques. Les propriétés de l'acide oxalique pur
ne sont pas encore suffisamment caractéristiques pour qu'elles
puissent à elles seules servir pour le reconnaître avec certitude, et, par suite de la faible quantité de substance dont on
dispose, on n'a aucune chance de pouvoir préparer l'acide oxalique en cristaux bien formés. Les caractères les plus probants
sont donc le résidu gris de la calcination de la combinaison
calcaire, avec absence de masse noire charbonneuse, et ensuite
l'action sur le permanganate de potasse.

Lorsque le chimiste légiste n'est pas conduit par des circonstances extérieures à soupçonner la présence de combinaisons de l'acide oxalique, il pourra bien avoir de la difficulté à
découvrir cet acide avec une certitude complète, surtout si
l'empoisonnement a eu lieu par l'ingestion longtemps continuée de petites doses d'oxalates neutres. Toutes les réactions
décrites précédemment ne peuvent pas être mises au nombre
des plus frappantes, elles exigent la destruction de l'objet et
ne permettent pas de préparer un corps de délit facilement
reconnaissable. L'acide oxalique est un poison aussi dangereux, précisément parce que ses sels alcalins neutres, l'oxalate de soude surtout, ont une saveur très-peu marquée, sont
inodores, perdent presque entièrement dans des mélanges
liquides leur aspect blanc et finissent par se dissoudre peu
à peu, et enfin parce que l'action de petites doses s'ajoute
dans le corps. Les empoisonneurs instruits, Bocarmé, les doc-
teurs Palmer, Trümpi et la Pommerais, ont fait tous leurs
efforts pour rendre difficile la constatation de l'empoisonnement par le chimiste légiste, et dans ce but ils se sont servi
de la nicotine, de la strychnine et de la digitaline, tandis
qu'ils avaient sous la main dans l'oxalate de soude un poison
encore plus difficile à découvrir et plus facile à administrer.

Baryte.

Les sels de baryte paraissent avoir une action délétère analogue à celle des oxalates ; il se forme dans le corps et au milieu des tissus du sulfate de baryte, qui, de même que l'oxalate de chaux, ne trouve pas son dissolvant dans l'organisme. C'est un fait digne de remarque, que pendant un grand nombre d'années le chlorure de barium est resté inscrit dans les pharmacopées comme antiscrofuleux, et qu'il a été éliminé de la thérapeutique pour la même raison que l'huile phosphorée, parce qu'on pouvait employer avec avantage les sels de baryte pour la destruction des rats. Que doit-on penser de la sûreté des expériences médicales, si l'on a tenté de guérir la scrofule avec de la mort aux rats, et pendant des années on n'a pas remarqué l'erreur? Il est également étonnant que la nouvelle pharmacopée germanique ait de nouveau admis le chlorure de barium parmi les médicaments.

Les sels de strontiane et de chaux ne sont pas vénéneux, parce que leurs sulfates sont un peu solubles. Dans plusieurs ouvrages de toxicologie on trouve des choses vraiment incompréhensibles au sujet des sels de baryte. Orfila, le spécialiste en ce genre d'expériences, prétend, dans son volumineux ouvrage, démontrer la toxicité de la baryte par les expériences suivantes. L'œsophage d'un chien de moyenne grosseur fut mis à nu et percé; on introduisit dans l'estomac 4 grammes de poudre de baryte (?) enveloppée dans un cornet de papier; l'œsophage fut lié au-dessous de l'ouverture, afin d'empêcher le vomissement. Douleurs atroces (!), mouvements convulsifs et insensibilité générale, mort au bout d'une heure.

Une solution de $0^{gr},25$ de chlorure de barium dans 4 grammes d'eau distillée fut injectée dans la veine jugulaire d'un autre chien, etc. On ne comprend pas comment en procédant ainsi on peut enrichir la science. Ce ne sont pas des empoisonnements, mais des tueries. Les autopsies qui suivent

de pareilles opérations sont tout à fait ridicules. On ne peut
pas s'attendre à ce que avec un semblable procédé le poison
soit disséminé dans le corps de la même manière que dans un
empoisonnement véritable. Le médecin ne peut retirer aucun
avantage de ces expériences. Si Orfila voulait étudier l'action du poison, il devait empoisonner l'animal avec de petites
doses administrées jusqu'à la mort ou en même temps que la
nourriture ordinaire, et ensuite rechercher dans quel organe
et sous quelle forme la substance toxique se trouvait dans le
corps. Mais la mort de l'animal était produite en une heure au
milieu de tortures, et alors on ne pouvait pas s'attendre à une
résorption abondante, et dans le fait Orfila n'a rien découvert
avec tous ces massacres d'animaux. Il arrive ensuite à cette
conclusion que le baryte cause la mort en agissant sur le système nerveux et qu'elle corrode (!) les parties avec lesquelles
elle est en contact.

Si l'essai préliminaire a indiqué l'absence de poisons volatils, d'alcaloïdes et de poisons métalliques, on a des motifs
pour diriger son attention sur l'acide oxalique et les sels de
baryte. Si l'on n'a pas trouvé d'acide oxalique, on recherche
la baryte. Une décoction aqueuse filtrée de l'objet est un peu
évaporée et ensuite mélangée avec un peu d'acide sulfurique
ou de sulfate de soude. Après un long repos dans un lieu
chaud, il se sera formé un précipité. On fait maintenant digérer pendant longtemps l'objet avec de l'acide chlorhydrique
pur, dans le cas de la présence de carbonate de baryte, on
filtre et on fait le même essai avec de l'acide sulfurique ou du
sulfate de soude. Le premier précipité correspond aux sels de
baryte qui se trouvaient encore à l'état soluble, le second au
carbonate de baryte. Enfin l'objet lui-même doit être détruit,
dans le cas où la baryte s'y est déjà fixée, après s'être combinée avec l'acide sulfurique. Cela s'applique surtout aux
organes tels que la rate, le foie, les poumons, qui sont abondamment pourvus de vaisseaux. L'objet est d'abord desséché
dans une capsule de fer et ensuite carbonisé; cette opération
très-désagréable ne peut être faite que dans le dispositif décrit

page 68. La masse charbonneuse est broyée et mélangée avec un peu de carbonate de soude, on l'introduit ensuite dans un creuset de terre dont on lute le couvercle, et on l'expose dans un fourneau à vent à une chaleur rouge forte et continue. Le sulfate de baryte est alors transformé en sulfure de barium. On brise la masse refroidie contenue dans le creuset, puis on la fait bouillir avec de l'eau distillée dans un ballon ou une capsule de porcelaine, et l'on filtre le liquide encore bouillant.

Le liquide peut ne contenir que des traces de sulfure de barium, dont la présence se manifeste par une coloration jaunâtre. On reconnait facilement s'il y a un sulfure métallique soluble à la coloration noire que la liqueur développe sur un papier d'acétate de plomb humide ou sur une cuiller d'argent polie. On peut reconnaître la présence de la baryte au précipité blanc qui se forme lorsqu'on ajoute un peu de sulfate de soude. On laisse déposer dans un lieu chaud et on rassemble le précipité sur un filtre, puis on le lave complétement à l'eau bouillante. On peut ici effectuer une détermination de poids.

Il faut maintenant prouver que le précipité contient de la baryte ou du sulfate de baryte.

1° On fait bouillir une partie du précipité avec de l'eau distillée, on décante celle-ci dans un tube à essais et on ajoute du chlorure de barium. Si alors il ne se produit ni trouble ni précipité, le précipité ne peut être que du sulfate de baryte. Car le précipité ayant été produit par l'acide sulfurique, il contient cet acide; mais maintenant tous les autres sulfates sont assez solubles dans l'eau pour donner un précipité avec le chlorure de barium; si donc il ne se forme pas de précipité, il ne peut pas y avoir d'autre sulfate que celui qui est aussi insoluble que le précipité produit par addition de chlorure de barium.

Cette preuve n'est en elle-même que négative, et elle n'est décisive qu'en ce qu'elle démontre la présence d'acide sulfurique dans le précipité.

2° Avec du charbon en poudre fine on chauffe au rouge pendant longtemps dans une cuiller de platine couverte une partie du précipité; ce chauffage est effectué dans la flamme du gaz dont on augmente l'intensité à l'aide d'une soufflerie; on laisse ensuite refroidir dans la flamme fuligineuse sans souffler. Le résidu charbonneux, chauffé dans une petite capsule de porcelaine avec de l'acide chlorhydrique étendu, dégage de l'hydrogène sulfuré. Évaporé à sec, afin d'expulser l'acide chlorhydrique libre, il laisse du chlorure de barium. Ce sel colore en vert la flamme de l'alcool. On dissout le chlorure de barium dans un peu d'eau, puis on ajoute de l'alcool qui ne doit pas être très-fort, et on allume ce dernier, après l'avoir préalablement chauffé, s'il est trop faible. La flamme offre à ses pointes une couleur d'un vert vif, qui est surtout belle dans l'obscurité.

Au spectroscope on voit les raies rouges et vertes, si l'on fait volatiliser le chlorure de barium sur une spirale de platine dans la flamme non éclairante de Bunsen.

3° Le chlorure de barium obtenu en 2°, mélangé avec une dissolution de chromate neutre de potasse, donne un précipité jaune clair, se déposant facilement, complétement insoluble dans l'eau, mais soluble dans l'acide azotique.

Pour cette recherche il est indifférent que la baryte ait pénétré dans le corps sous telle ou telle forme, qu'elle ait été administrée à l'état de chlorure ou de carbonate, ou sous une autre forme. Du moment qu'elle se trouve dans la substance des tissus, elle a été introduite dans l'organisme sous forme d'une combinaison vénéneuse. Le sulfate de baryte seul, aussi bien le naturel que l'artificiel, n'est pas absorbé et n'agit pas comme poison, et il est éliminé par le canal intestinal. Si donc de la baryte se trouve dans les tissus, elle n'a pas pénétré dans l'estomac sous forme de sulfate. Pour cette raison le contenu de l'estomac et de l'intestin ne doit être traité que par l'eau et l'acide chlorhydrique, et non chauffé au rouge pour produire du sulfure de barium, parce que de cette façon le sulfate de baryte, qui n'a aucune action nuisible, passerait pour un poison.

Iode.

L'iode n'est pas à proprement parler mis au nombre des poisons, parce que, à l'état pur, il a des propriétés qui s'opposent à ce qu'on puisse l'administrer sans qu'on s'en aperçoive. En combinaison avec les alcalis, il exerce sur l'organisme une action énergique, qui peut aller jusqu'à occasionner la mort. Des expériences sur des animaux ont démontré la toxicité de l'iodure de potassium, mais il ne faut pas non plus perdre de vue que des expériences récentes ont montré que les sels de potasse, et notamment le chlorure de potassium, peuvent produire la mort de petits animaux.

L'iode combiné aux alcalis peut être découvert avec une grande facilité. Si l'on a sous la main un corps de délit, on prépare un extrait aqueux, on le concentre fortement et l'on y recherche l'iode de la manière suivante :

1° On verse le liquide dans un petit verre, on y ajoute une solution de perchlorure de fer, et au-dessus du liquide on suspend, en l'introduisant dans une fente pratiquée dans un bouchon, une bande de papier écolier blanc contenant de l'amidon. L'extrémité inférieure de la bande de papier a été préalablement humectée avec de l'eau distillée. Le papier écolier blanc renferme toujours de l'amidon; mais on peut s'en assurer en l'humectant avec une solution d'iode faible dans l'iodure de potassium, qui lui donne une couleur bleue intense.

Sous l'influence du perchlorure de fer tous les sels solubles contenant de l'iode sont décomposés; il se forme du protochlorure de fer et de l'iode libre. Ce dernier est volatilisé par la chaleur et il arrive au contact du papier contenant de l'amidon, qui alors devient bleu.

Cette méthode présente de grands avantages sur les nombreux procédés analogues : toute la quantité de l'iode présent est mise en liberté, l'action de l'iode sur le réactif a lieu en dehors du liquide et un excès de perchlorure de fer n'offre aucun inconvénient. Lorsque, à la place du perchlorure de fer, on emploie de l'eau de chlore, il peut, en présence d'un certain excès de chlore, se former du pentachlorure d'iode, qui n'a pas la propriété de colorer l'amidon.

L'acide hypoazotique rouge fumant met également l'iode en liberté, mais comme l'acide lui-même est volatil, il se met aussi en contact avec le papier amidonné, ce qui n'est pas possible avec le perchlorure de fer.

Le bichromate de potasse et l'iodure de potassium ne dégageant à chaud que peu d'iode, l'iode n'est mis entièrement en liberté que si l'on ajoute quelques gouttes d'acide sulfurique étendu. Ils agissent alors exactement comme le perchlorure de fer, seulement on doit prendre les substances dans trois vases, et dans un seul avec le perchlorure de fer.

La coloration bleue du papier amidonné est absolument décisive, car il n'existe aucun autre corps qui agisse de la même manière.

2° Séparation de l'iode dans le liquide et sa dissolution par le sulfure de carbone, le chloroforme, la benzine, etc.

On verse le liquide dans un tube de verre comme celui qui est représenté par la figure 52 ; on ajoute un peu de sulfure de carbone ou de chloroforme, puis de l'acide azotique rouge fumant et quelques gouttes d'acide sulfurique. On agite vivement. Pendant l'agitation on remarque que tout le liquide prend une couleur

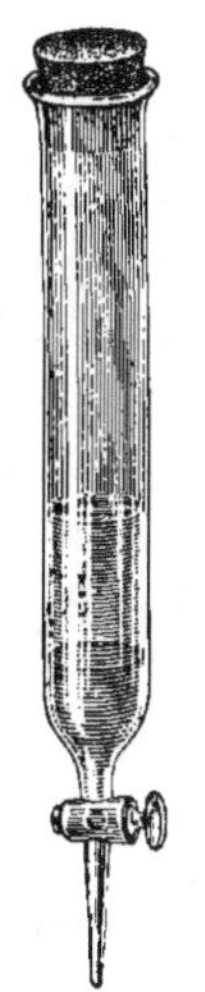

Fig. 52.

rouge-rose, et après repos la coloration rouge ne se montre que dans les gouttes de sulfure de carbone ou de chloroforme tombées au fond du tube. Si la quantité du dissolvant est suffisante, tout l'iode est absorbé et le liquide aqueux paraît incolore. S'il tire encore sur le jaune, on peut l'agiter avec une nouvelle quantité de sulfure de carbone, laver pour ainsi dire, afin d'enlever toute trace d'iode. On peut se servir du liquide pour effectuer une détermination volumétrique de l'iode. Dans ce but, on le fait écouler en ouvrant le robinet que porte l'extrémité inférieure du tube, et l'on dose la quantité de l'iode avec une solution au centième d'hyposulfite de soude. L'opération est terminée lorsque, après une vive agitation, le liquide essayé a perdu la dernière trace de couleur rouge-rose. Chaque centimètre cube de solution normale d'hyposulfite de soude est égal à $0^{gr},00127$ d'iode.

Les naphtes de benzine et de pétrole offrent la même coloration que le sulfure de carbone et le chloroforme, seulement ils flottent sur le liquide aqueux, tandis que les deux autres liquides se déposent au fond du tube. Dans la benzine la coloration rouge disparaît avec le temps par combinaison chimique, et, en outre, elle ne peut plus être reproduite par AzO^4. L'alcool amylique n'offre qu'une couleur brune et il s'émulsionne trop facilement avec le liquide aqueux. La production de la réaction bleue de l'amidon dans le liquide lui-même n'est possible que si celui-ci est tout à fait incolore. On ajoute d'abord de la solution d'amidon et ensuite de l'acide hypoazotique rouge, et l'on agite. Il est à remarquer que, si le liquide est chaud, il ne produit même pas une faible réaction, et que la réaction n'apparaît qu'après le refroidissement (Fresenius) ; à chaque fois que l'on chauffe elle disparaît, de même qu'elle reparaît par le refroidissement. En outre, Goppelsröder[1] a montré que beaucoup de sels, entre autres le sulfate d'ammoniaque, le sulfate de magnésie, le sulfate d'alumine, l'alun de potasse et probablement un grand nombre d'autres sels, empêchent et masquent la réaction de l'amidon, de sorte qu'elle paraît d'abord très-faible, mais qu'elle s'accroît pendant un temps assez long et que souvent elle n'offre son intensité définitive qu'au bout de 6 à 12 heures. Il résulte de là qu'il n'est pas convenable de produire la réaction de l'amidon dans le liquide même, mais de la faire naître par formation de vapeurs, parce que alors les sels que l'on vient de nommer ne peuvent présenter aucun obstacle.

Si l'iode se trouve en quantité un peu grande, on peut le

---

[1] *Pogg.*, p. 57, 119 ; *Fresenius Zeitschrift f. anal. Chemie*, p. 2, 398.

préparer à l'état de cristaux purs. On concentre un peu le
liquide contenant la combinaison d'iode et on l'introduit avec
beaucoup de perchlorure de fer dans un ballon à distillation
muni ou non d'un réfrigérant. Afin d'empêcher le liquide de
mousser, on ajoute dans le vase quelques petits morceaux de
paraffine gros comme des pois et l'on conduit la distillation avec
précaution. L'iode s'élève peu à peu du ballon dans le tube et il
finit par tomber dans le tube à essais bien refroidi, où il se

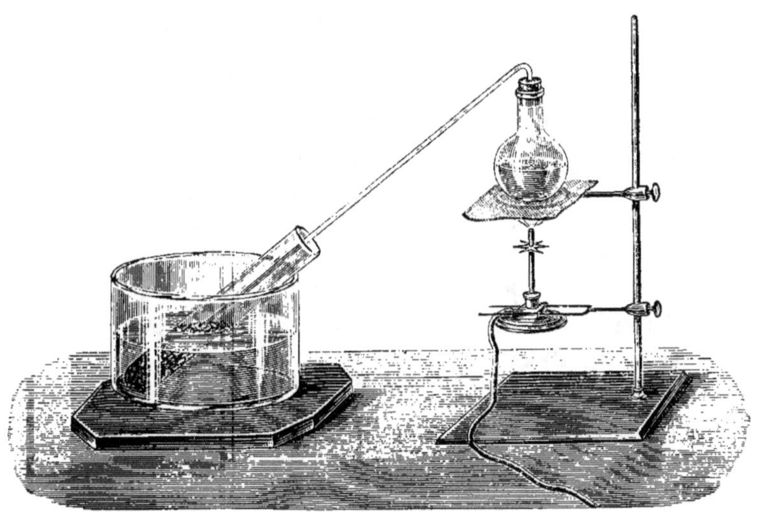

Fig. 53. — Distillation de l'iode.

condense rapidement (fig. 53). On enlève le tube à essais
et on le ferme à la lampe, ou bien avec un bouchon de liège
mou imbibé de paraffine, que l'on introduit encore chaud et mou
en faisant bien attention de ne pas briser le tube. La destruction
de la matière organique par évaporation et combustion avec
du sulfite ou du chlorate de potasse ne peut pas être faite
sans perte d'iode souvent on peut perdre toute la quantité
présente. Un résultat négatif fourni par cette méthode ne
prouverait absolument rien. Avec l'iode contenu dans le tube
fermé à la lampe, on peut, quand on le désire, en chauffant le

tube, produire les vapeurs violettes d'iode, qui sont également une preuve indubitable de la présence de l'iode.

L'iode libre peut être reconnu avec les mêmes méthodes et appareils, seulement on n'ajoute pas de perchlorure de fer ou d'autre substance oxydante.

L'iode contenu dans l'urine sous forme d'iodure de potassium peut être entièrement séparé de ce liquide par distillation avec du perchlorure de fer; de cette façon on obtient l'iode sous forme d'un enduit non cristallin, tapissant les parois du tube à essais, et l'on peut, quand on le désire, en chauffant ce dernier, produire les vapeurs violettes d'iode sans perdre de la substance.

De liquides très-étendus on peut précipiter l'iode de la manière la plus complète par le protochlorure de cuivre. On prépare ce dernier très-facilement en traitant par l'acide chlorhydrique et le chlorure d'ammonium le protoxyde de cuivre comme celui que l'on obtient en dosant le sucre par la liqueur cupro-potassique. Le précipité presque blanc de protoiodure de cuivre, Cu^2I, contient tout l'iode, et après avoir été séparé par le filtre il est tout à fait convenable pour la recherche de l'iode par distillation avec le perchlorure de fer, recherche qui ne donne pas de résultat avec des liquides étendus.

Les signes les plus décisifs pour l'iode sont la coloration violette de la vapeur et la couleur bleue avec la solution d'amidon.

Alcool.

Dans la plupart des cas la recherche de l'alcool aura un intérêt plus scientifique que légal. Il n'est pas douteux que l'alcool ne fait pas partie des poisons. Il ne peut agir comme poison que lorsqu'il est pris en quantité immodérée, comme cela se voit souvent dans des paris ou d'autres circonstances. Mais il n'y a jamais crime. Il y a alors ordinairement une forte présomption ou une certitude complète que la mort a été produite par l'eau-de-vie, le cognac ou une autre boisson analogue.

On sait quelle quantité d'alcool peut supporter un ivrogne, et comment il termine sa vie par le delirium tremens, l'hydropisie. On ne nomme pas cela empoisonnement, mais on dit : il

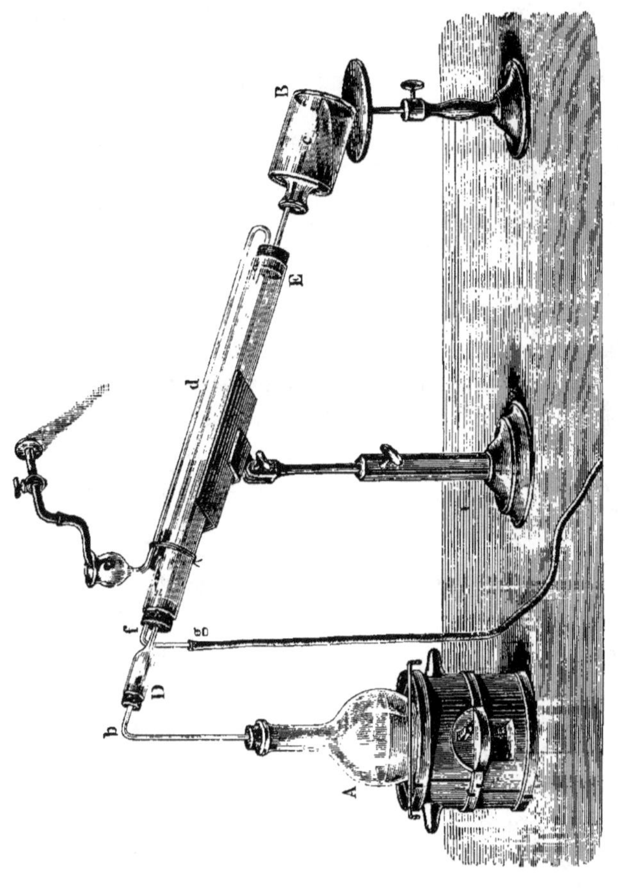

Fig. 51. — Distillation de l'alcool.

s'est tué en buvant. Il n'y a alors aucune recherche à faire. Mais lorsqu'on veut exécuter une recherche véritable, on procède de la manière suivante :

1° Formation d'éther acétique.

Le contenu de l'estomac ou le sang est distillé dans un

ballon; on peut modérer la mousse qui se forme pendant cette opération avec un peu de paraffine. L'alcool doit se trouver dans le produit de la distillation, qui est d'abord très-étendu On l'essaie avec du papier de tournesol rouge et bleu, et on en détermine le poids spécifique à l'aide du flacon, mais non avec un aréomètre. Cette expérience indique déjà si de l'alcool est présent, lorsque le poids spécifique est plus petit que 1. Maintenant on rectifie avec du chlorure de calcium anhydre dans un appareil distillatoire comme celui qui est représenté par la figure 54 (p. 167).

On recueille le produit de la distillation dans un tube à essais ou dans un petit ballon (fig. 55). On y dissout de l'acétate de soude et ensuite on ajoute de l'acide sulfurique concentré, dont la proportion doit être plus grande que celle qui est nécessaire pour la décomposition de l'acétate de soude. Au tube ou au ballon on adapte à l'aide d'un bouchon un tube de verre, qui extérieurement est entouré avec de l'eau froide, de façon que le produit distillé puisse retomber dans le ballon. On chauffe doucement et l'on produit une légère ébullition que l'on continue pendant quelque temps. Lorsque le liquide est un peu refroidi, on enlève le réfrigérant et l'on essaie s'il s'est développé une odeur d'éther acétique. Cette odeur diffère tellement de toutes les autres, qu'une confusion est impossible. L'observation de cette odeur est décisive, parce qu'il ne peut se former d'éther acétique avec aucune autre combinaison que l'alcool. On peut aussi faire passer par distillation une petite quantité du contenu du ballon dans un flacon, et présenter ce liquide comme pièce de conviction, si cela est exigé.

2° Réduction de l'acide chromique.

Dans un tube à essais on projette quelques petits cristaux d'acide chromique, on ajoute le liquide alcoolique à examiner et l'on chauffe à l'ébullition. L'acide chromique est transformé en oxyde de chrome vert, et il se dégage l'odeur caractéristique de la lampe à calcination. Si l'on a préalablement ajouté quelques gouttes d'acide sulfurique, l'oxyde de chrome reste dissous en un liquide d'un beau vert. On n'emploie pas l'acide chlorhydrique, parce que cet acide réduit lui-même l'acide chromique avec dégagement de chlore. L'expérience n'est pas aussi décisive que la première, parce que d'autres corps, comme l'acide formique, l'éther, etc., produisent aussi des réductions analogues.

3° La formation de vinaigre par le noir de platine est plus difficile à exécuter et moins facile à reconnaître.

4° Formation d'iodoforme, d'après Lieben [1], par l'iode et un peu de potasse. Elle n'est ni sensible ni décisive, parce

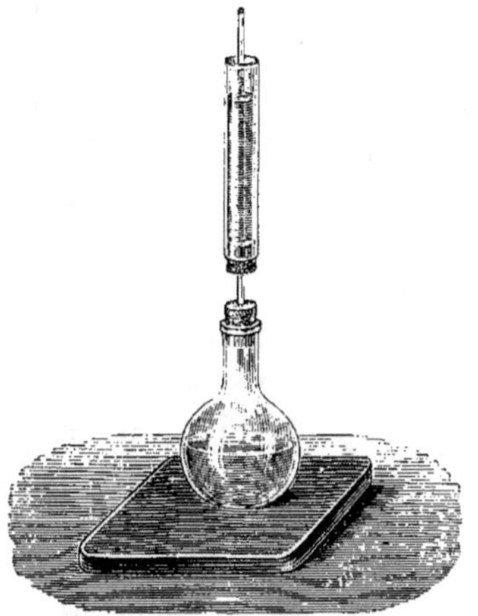

Fig. 55. — Formation d'éther acétique.

qu'un grand nombre de corps de nature organique donnent également naissance à de l'iodoforme.

L'expérience décisive est la formation d'éther acétique, que l'on reconnait à son odeur.

Acides minéraux libres.

Il y a des cas où il est important de déterminer s'il y a un

<hr>

[1] *Neues Repert. d. Pharm.,* 19, 50.

acide minéral libre (acides sulfurique, chlorhydrique, azotique), comme dans l'essai du vinaigre ordinaire, dans les empoisonnements avec des acides minéraux, dans l'essai de l'acide tartrique, etc. Les réactions ordinaires avec les sels de baryte et d'argent ne conduisent à aucun résultat, parce qu'elles se produisent aussi avec des acides combinés.

1° Je me suis servi pour cette recherche de la manière dont se comporte le sulfocyanure de potassium en présence des sels de peroxyde de fer.

Si l'on étend fortement avec de l'eau de l'acétate de peroxyde de fer pur, qui ne doit pas contenir d'acétate alcalin, par conséquent le *Liquor ferri acetici* des pharmacies, on obtient un liquide jaune clair, qui ne change pas lorsqu'on y ajoute du sulfocyanure de potassium. Si l'on place l'un à côté de l'autre deux verres à expérience, remplis avec ce liquide, et si l'on plonge dans l'un d'eux la pointe d'une baguette de verre trempée dans un acide minéral, le liquide contenu dans ce verre prend la couleur rouge du sulfocyanure de fer, et en comparant avec l'autre verre qui se trouve à côté on voit la différence. Les acides sulfurique, chlorhydrique et azotique présentent ce phénomène de la même manière. Si l'on dissout un petit excès d'acétate de soude dans le verre où l'on a mis l'acide libre, la couleur rouge disparait. L'acide oxalique libre en léger excès produit aussi la même chose. L'acide phosphorique ne produit pas la couleur rouge, mais il donne naissance à un précipité, et même en dissolvant ce précipité avec un excès d'acide phosphorique, la couleur rouge de sang n'apparaît pas. Si la solution d'acétate de peroxyde de fer contient une trace de perchlorure de fer, par suite d'un lavage insuffisant, elle donne immédiatement avec le sulfocyanure de potassium seul une coloration rouge, que l'addition d'un petit grain d'acétate de soude fait disparaitre. Les acides citrique, tartrique et acétique purs ne donnent pas de couleur rouge de sang avec le sulfocyanure de potassium.

2° La réaction suivante est peut-être encore plus sensible :
Si l'on mélange de l'iodure de potassium pur, une solution

d'amidon et de l'acétate de peroxyde de fer très-étendu, il ne se produit pas de coloration bleue, mais on reconnaît la couleur de l'acétate de peroxyde de fer. Si maintenant on ajoute une trace d'un acide minéral, d'acide chlorhydrique surtout, des bandes bleues apparaissent immédiatement dans le liquide, et au bout de quelque temps ce dernier offre dans toute sa masse la couleur bleue de l'iodure d'amidon. L'iodure de potassium est décomposé par les acides minéraux, surtout par l'acide chlorhydrique; il se forme de l'acide iodhydrique, et celui-ci donne avec le peroxyde de fer de l'iode libre et du protochlorure de fer. Les acides citrique et tartrique ne produisent pas la couleur bleue. L'acétate de peroxyde de fer est le corps qui fournit l'oxygène, car sans lui il ne se produirait que de l'acide iodhydrique sans la réaction de l'amidon. L'action de l'acide minéral est beaucoup plus intense, si l'on chauffe un peu dans un tube à essais le mélange d'acétate de peroxyde de fer, d'iodure de potassium et d'amidon.

3° Nous indiquerons encore les deux réactions suivantes pour l'acide sulfurique.

Un liquide contenant des traces d'acide sulfurique libre, mélangé avec un petit grain de sucre de canne (et non de sucre de raisin) et évaporé à sec au bain-marie, est coloré en noir foncé. Du papier à filtre blanc que l'on imbibe avec le liquide et qu'on dessèche ensuite au bain-marie ou sur un fourneau à une douce température, est encore plus sensible. Les parties humectées deviennent noir foncé. Tous les sulfates sont insolubles dans l'alcool, à l'exception des sels des alcaloïdes, dont il ne peut être ici question. Si l'on évapore fortement l'objet, si on l'épuise par l'alcool, et si, après distillation de l'alcool, la présence de l'acide sulfurique est indiquée par les sels de baryte, cet acide devait être à l'état de liberté.

A. Buchner a étudié cinq cas d'empoisonnement par les acides, dont trois par l'acide azotique et deux par l'acide sulfurique, mais dans aucun d'eux il ne put trouver des traces assez évidentes des deux acides, pour qu'il lui fût possible d'émettre une opinion positive. Il est vrai que, d'après les instructions bavaroises, les pièces avaient été livrées conservées dans l'esprit-de-vin pur, ce qui a pu modifier essentiellement les phénomènes. L'acide azotique a pu être complétement altéré, l'acide sulfurique seulement en partie, mais de telle sorte que l'action du réactif connu ne puisse plus se faire sentir. Mais, comme le remarque judicieusement Buchner[1], cela tient surtout à ce qu'on n'avale ordinairement qu'une petite quantité d'un liquide si rapidement destructeur et d'une saveur si forte, et en outre à ce que, ainsi que le montrent les corrosions extérieures, la majeure partie est toujours immédiatement vomie, et, par suite des contractions convulsives de l'œsophage, la déglutition est même empêchée, de telle sorte que très-fréquemment il ne pénètre dans l'estomac qu'un peu ou même pas du tout de poison. Puis la mort n'arrive jamais qu'au bout de quelques heures, et souvent même de plusieurs jours, et pendant ce temps on administre à l'empoisonné, dans l'espoir de conserver sa vie ou de calmer ses douleurs, de l'eau ou un liquide aqueux, et, si le médecin est appelé, du carbonate de magnésie ou de soude, de l'eau de savon, toutes substances qui sont données en quantités telles que l'acide caustique est très-étendu, entraîné ou saturé. Pour ces raisons, on doit avoir peu d'espoir de trouver l'acide encore à l'état libre. Toutefois, la couleur jaune des organes avec l'acide azotique, leur couleur noire avec l'acide sulfurique, restent comme signes très-importants, ou bien il s'est encore trouvé dans un verre des traces du poison, dont la nature peut être déterminée.

Alcaloïdes.

Aux poisons que la chimie a fait connaître à l'humanité appartiennent les alcaloïdes naturels et artificiels, combinaisons organiques qui se composent de carbone, d'hydrogène, d'oxygène et d'azote. Les alcaloïdes artificiels, dont nous

---

[1] *Neues Repert. d. Pharm.*, p. 15, 252.

n'avons pas à nous occuper, ne contiennent pas d'oxygène. La plupart de ces corps, pris à petites doses, ont une action vénéneuse et mortelle. Certains groupes font sentir leur action spécialement sur certains organes : ainsi les alcaloïdes du quinquina agissent sur les nerfs de l'estomac et les organes vaso-moteurs, les alcaloïdes de l'opium sur le cerveau, les alcaloïdes des strychnées sur les organes du mouvement. Les alcaloïdes du quinquina sont des médicaments inappréciables et ils ne sont pas mis au nombre des poisons, bien qu'ils exercent aussi une action nuisible lorsqu'ils sont pris d'une manière immodérée. Les alcaloïdes de l'opium et des strychnées ont été employés comme poisons, parce qu'on considérait qu'il était plus difficile de les découvrir que les poisons métalliques, et malheureusement ils ont été le plus souvent mis en usage par des médecins. Cependant la science n'est pas restée stationnaire, et elle a aussi trouvé le moyen de découvrir des très-petites quantités de ces substances avec une certitude assez grande.

Relativement à la composition de ces combinaisons, la chimie n'est pas encore parfaitement fixée ; le plus souvent nous ne connaissons que les formules empiriques, qui elles-mêmes ne sont pas absolument certaines. La propriété alcaline de ces corps dépend, comme pour l'ammoniaque, de la proportion de l'azote par rapport à l'hydrogène. Ce sont tous des combinaisons quaternaires des quatre éléments. La formule empirique est aussi la formule rationnelle. Toutes les expériences entreprises pour leur attribuer une composition théorique basée sur des phénomènes de métamorphose ne sont que des erreurs, car les décompositions sont toujours des décompositions, il n'existe pas la moindre preuve que les nouvelles substances produites par l'action chimique préexistaient dans l'alcaloïde. La capacité de saturation s'obtient par la détermination de la quantité d'acide contenue dans une combinaison neutre.

Les alcaloïdes sont, soit volatils soit fixes. Aux alcaloïdes volatils appartiennent la conine et la nicotine, aux alcaloïdes

fixes la morphine et la strychnine. Ce sont ces quatre alcaloïdes qui sont devenus célèbres par des cas particuliers, dont
les journaux ont donné la relation, et pour lesquels la science
a découvert des caractères d'une certitude assez grande. Il
n'a pas encore été question de la plupart des alcaloïdes rares,
et en général ils sont aussi trop difficilement accessibles pour
que l'on puisse admettre la probabilité de leur emploi. Ce
chapitre serait augmenté outre mesure si l'on voulait y introduire tous les alcaloïdes connus et vénéneux, et dans les
empoisonnements réels la recherche serait rendue extrèmement
difficile. Dans les cas semblables il ne se rencontre jamais
qu'un seul alcaloïde, et c'est être complet inutilement que de
diriger la recherche comme s'il y avait quatre ou cinq de ces
corps et si l'on devait en opérer la séparation.

L'attention du chimiste légiste est ordinairement attirée
vers une voie déterminée par des indices extérieurs, des soup-
çons, des témoignages, par la découverte de restes et de la
source où le poison a été puisé, et par d'autres circonstances
analogues. S'il n'en est pas ainsi, sa tâche est difficile, et en
présence des petites quantités de poison qui existent encore dans
le cadavre après les vomitifs, les purgatifs et les autres médicaments, elle est quelquefois impossible à remplir. En Angleterre, le Dr Palmer fut exécuté pour un empoisonnement par la
strychnine, sans que l'on ait trouvé des traces de poison dans
le cadavre. Mais on avait découvert des sels de strychnine
encore en sa possession, ainsi que la source où il les avait pris.

Dans un autre cas on trouva une capsule sur laquelle était
écrit le mot *digitaline*. Aucun chimiste ne pourrait préparer
avec un cadavre de la digitaline, ce qui offre même de grandes
difficultés lorsqu'on a à sa disposition de grandes quantités de
feuilles de digitale. Dans les cas de ce genre on doit aussi
observer les réactions des substances pures. Tout ce qui sort
de l'analyse ne concerne plus le chimiste, mais les jurés ou
les juges.

Lors de l'essai qualitatif préliminaire, le chimiste légiste
doit conduire son travail de façon à rechercher les uns après

les autres les différents groupes de poisons, sans s'arrêter à
ceux qui ne sont pas encore étudiés. Si, en chauffant l'objet
dans l'obscurité, on n'a pas trouvé de phosphore, si une distillation d'épreuve n'a pas indiqué la présence de l'acide prussique, on procède à une distillation avec un petit excès d'alcali. Le liquide distillé, qui a toujours une réaction alcaline
par suite de la présence d'ammoniaque, est d'abord saturé
avec un acide et ensuite essayé avec les réactifs généraux des
alcaloïdes, en remarquant bien si de l'ammoniaque agit ou
n'agit pas en même temps. Si l'essai donne un résultat négatif, on possède encore tout l'objet et l'on peut procéder à la
recherche des alcaloïdes non volatils.

RÉACTIFS GÉNÉRAUX DES ALCALOÏDES.

On a découvert certains réactifs qui possèdent la propriété
de précipiter sous forme de combinaisons insolubles tous les
alcaloïdes en solutions neutres ou acides. Ces réactifs sont aussi
importants, parce qu'ils permettent de découvrir la présence
d'un alcaloïde avec la plus grande netteté, sans cependant indiquer la nature particulière de chacun d'eux. Les précipités,
avec chaque alcaloïde en particulier, ont pour chacun de ces
réactifs des propriétés si concordantes relativement à la couleur, la solubilité, la décomposition plus ou moins facile, qu'on
ne peut pas s'en servir pour les distinguer, mais pour établir
le fait que, d'une manière générale, il existe un pareil corps ;
en outre, ils abrègent beaucoup l'essai préliminaire, parce que,
avant que l'on procède à toutes les expériences nécessaires
pour isoler un alcaloïde, ils indiquent si l'on doit ou l'on ne
doit pas continuer dans cette voie.

Les trois réactifs les plus importants sont :

1° L'iode dissous dans l'iodure de potassium ;

2° L'iodure de mercure et de potassium ;

3° L'acide phosphorique contenant de l'acide molybdique
(acide phosphomolybdique).

1º Iode dissous dans l'iodure de potassium.

Ce corps a été mis en usage par Herapath (*Jahresb.*, 9, p. 758) en l'année 1856, et employé plus tard (1861) d'une manière générale par R. Wagner (*Dingl.* 161, 40).

On peut employer comme réactif des alcaloïdes la solution décime d'iode ordinaire avec 12^{gr},7 d'iode et 16 à 18 grammes d'iodure de potassium dissous dans un litre d'eau. Cette liqueur donne avec les sels des alcaloïdes des précipités brun-rouge, qui ne se déposent pas facilement, sont pour ainsi dire insolubles dans les acides étendus, et doivent être séparés par filtration du liquide couleur brun d'iode.

Ce liquide n'est pas précipité par les sels ammoniacaux neutres, mais avec l'ammoniaque pur il donne un précipité noir d'iodure d'azote. Les liquides à essayer doivent donc être neutres, le mieux est qu'ils soient faiblement acides. Ces précipités peuvent être décomposés de diverses manières, afin d'en isoler l'alcaloïde : soit par traitement avec le fer, il se forme alors du protoiodure de fer; soit par évaporation avec de l'eau de baryte, soit par l'hyposulfite de soude ou l'hydrogène sulfuré. Mais l'iodure métallique formé est soluble dans l'alcool, ce qui constitue un inconvénient de cette méthode, lorsqu'elle doit être plus que qualitative.

2º Iodure double de mercure et de potassium.

On peut préparer ce liquide en mélangeant une solution de sublimé avec de l'iodure de potassium, jusqu'à ce que le précipité de biiodure de mercure qui prend naissance se redissolve. On peut aussi dissoudre du biiodure de mercure récemment précipité et lavé dans une solution d'iodure de potassium, de façon qu'il ne reste non dissoute qu'une petite quantité du premier. Il existe aussi un sel double cristallisant en aiguilles jaunes, mais il contient une fois autant de biiodure de mercure que la solution. Si l'on introduit ce sel dans de l'eau, il se sépare du biiodure de mercure rouge, et la solution est comme celle indiquée précédemment. Cette solution ne donne pas de précipité avec le chlorure d'ammonium et les sels ammoniacaux, avec l'ammoniaque elle fournit un précipité amidé blanc, et avec tous les sels des alcaloïdes en solution neutre et acide des précipités de couleur claire, qui se déposent au bout de quelque temps. Ce réactif a été reccommandé pour la première fois par F.-L. Winkler en 1830 et employé plus tard par Ferd.-F. Mayer pour le dosage des alcaloïdes. Les précipités formés sont des combinaisons de l'iodhydrate de l'alcaloïde avec le biiodure de mercure. Mayer recommande une solution décime composée de $13^{gr},546$ de bichlorure de mercure et de $49^{gr},8$ d'iodure de potassium (un peu plus de trois atomes) dissous dans un litre d'eau. Il pense que la solution préparée avec du sublimé et de l'iodure de potassium doit donner d'autres résultats que ceux obtenus avec du biiodure de mercure et de l'iodure de potassium, bien que, pour expliquer cette différence d'action, il se base uniquement sur ce fait que dans le premier cas il reste toujours du mercure en dissolution, ce qui offre une certaine importance, lorsqu'il s'agit d'une détermination quantitative. Pour les précipitations complètes et les expériences qualitatives, il ne peut exister aucune différence. Les précipités, lorsqu'ils peuvent être séparés par filtration, sont décomposés, pour l'examen ultérieur, de différentes manières, par l'hydrogène sulfuré, par l'hydrate de baryte et évaporation au bain-marie, pour extraire ensuite l'alcaloïde à l'aide d'un dissolvant convenable.

3º Acide phosphomolybdique.

Ce réactif a d'abord été recommandé par de Vry, en 1853 (*Journal de Pharmacie*, t. 26, p. 219), pour la recherche des alcaloïdes, et plus tard, en 1857, Sonnenschein (*Annal. der Chemie und Pharm.*, t. 104, p. 53), l'a employé dans le même but sur une grande échelle. Sous l'influence du travail de Sonnenschein, l'emploi de ce réactif est devenu plus général. L'acide phosphomolybdique donne, avec tous les alcaloïdes naturels et artificiels, ainsi qu'avec les sels ammoniacaux, des précipités caractéristiques presque insolubles dans l'acide azotique faible, qui ne se distinguent pas entre eux par la couleur et la concordance d'une façon suffisante pour que l'on puisse baser sur ces propriétés une caractérisation positive. Ces précipités sont insolubles ou très-difficilement solubles à la température ordinaire, dans l'eau, l'alcool, l'éther, les acides étendus, à l'exception de l'acide phosphorique; l'acide azotique étendu est le liquide qui les dissout avec le moins de facilité.

A la température ordinaire, l'acide acétique est à peu près sans action sur le précipité; il le dissout à l'ébullition, mais il le laisse se séparer par le refroidissement.

L'acide oxalique n'agit pas à froid, à l'ébullition il le dissout sans le laisser se séparer.

Les acides tartrique et citrique se comportent d'une manière analogue; l'acide molybdique est cependant légèrement réduit.

Les alcalis caustiques, les carbonates, les borates, les phosphates alcalins décomposent le précipité et séparent l'alcaloïde, qui alors peut être extrait par l'éther, la benzine ou le chloroforme.

Les corps non azotés, comme la méconine, la digitaline, la santonine, ne donnent pas de précipités, et parmi les corps azotés, il n'y a que ceux qui sont des ammoniaques véritables qui en donnent un. Ainsi les acides prussique, hippurique et urique, l'urée, la sinapoline, l'asparagine et l'oxamide ne réagissent pas; et il résulte de là que l'urée ne peut pas être rangée dans le type ammoniaque.

Préparation de l'acide phosphomolybdique.

Pour combiner ces deux corps exactement suivant la proportion dans laquelle ils donnent avec l'ammoniaque et les alcaloïdes les précipités indiqués précédemment, on prépare d'abord le précipité contenant de l'ammoniaque. On dissout du molybdate d'ammoniaque dans l'eau ou de l'acide molybdique dans de l'ammoniaque liquide, on filtre, on ajoute une quantité de phosphate de soude égale à 1,5 du poids de l'acide molybdique, puis de l'acide azotique jusqu'à réaction fortement acide. Il se forme alors le précipité jaune foncé, qui augmente sous l'influence de la chaleur et d'un long repos. On laisse refroidir et déposer, puis on porte le précipité sur un filtre, où on le lave avec de l'eau acidulée avec de l'acide azotique. A l'aide de la fiole à jet, on fait tomber le précipité encore humide dans une capsule de platine (ou de porcelaine), on épuise le filtre par l'ammoniaque, dans laquelle le reste se dissout ; on chauffe les liquides réunis, et maintenant on ajoute peu à peu du carbonate de soude en cristaux ou en poudre effleurie. En chauffant il se produit une vive effervescence, et la couleur jaune du précipité disparaît peu à peu. La solution devient incolore. On l'évapore et il se sépare un sel d'un blanc brillant, qui donne à la masse la consistance de l'empois, et lui communique des tendances à la projection. Après la dessiccation, on chauffe jusqu'à ce que la masse entre en fusion. Dans cette opération, l'ammoniaque décomposerait facilement une partie de l'acide molybdique, si l'on n'avait pas ajouté auparavant quelques cristaux d'azotate de soude, ce qui peut avoir également lieu de prime abord. La masse finit par fondre en un liquide transparent et incolore. L'ammoniaque ne se dégage que plus tard, lorsqu'on chauffe fortement et au rouge commençant, ce qui démontre qu'elle n'est pas toute formée, mais qu'elle se trouve sous forme d'amide dans le précipité. Après le refroidissement on dissout dans l'eau chaude et l'on ajoute, après avoir donné la dilution nécessaire de 1 à 10, de l'acide azotique, qui communique au liquide une couleur jaune. Dans cet état on le filtre dans une éprouvette ; le précipité qui a pu se former n'est pas lavé sur le filtre, parce qu'il se suspend facilement dans l'eau pure et rend trouble le liquide qui traverse le filtre.

On prépare plus simplement ce liquide avec de l'acide molybdique pur : on sature 5 parties de cet acide avec de l'eau et du carbonate de soude (on reconnaît que la saturation est complète à la cessation de l'effervescence), puis on ajoute une partie de phosphate de soude cristallisé ; on évapore à sec ; on fond, on dissout dans l'eau distillée, et après filtration on mélange avec de l'acide azotique jusqu'à l'apparition de la couleur jaune.

Cette préparation attire l'ammoniaque avec tant d'avidité,

que dans des flacons imparfaitement bouchés, elle régénère le précipité jaune.

Comme les précipités sont très-difficilement solubles, presque insolubles, on peut les produire dans des liquides aqueux très-étendus, ce qui notamment facilite la distillation et exclut immédiatement les matières grasses. La décomposition des précipités peut être effectuée par l'eau de baryte ou le carbonate de baryte, et après l'évaporation à sec au bain-marie, l'alcaloïde peut être extrait du résidu par l'éther, si l'on n'a pas affaire à la morphine. Comme méthode générale à suivre pour l'emploi de ce réactif, Sonnenschein recommande le procédé suivant :

Le corps du délit est épuisé à plusieurs reprises avec de l'eau contenant de l'acide chlorhydrique et l'extrait est évaporé à 30° (ce qui est une condition très-ennuyeuse), en consistance d'un sirop peu épais, et il est ensuite étendu avec de l'eau et filtré après repos convenable. Le liquide filtré est mélangé avec de l'acide phosphomolybdique en excès, séparé du précipité par le filtre ; le précipité est lavé avec de l'eau à laquelle on a ajouté un peu de précipitant et d'acide azotique, et ensuite on le fait tomber encore humide dans un ballon. Si ce ne sont pas des alcaloïdes volatils que l'on cherche, lesquels sont plus faciles à découvrir par distillation avec un alcali, on porte le précipité dans une capsule de porcelaine, on mélange avec de l'eau de baryte jusqu'à réaction alcaline, et l'on évapore à sec au bain-marie. L'excès de baryte se précipite de lui-même à l'état de carbonate. Le résidu sec est épuisé par l'alcool concentré ; après l'évaporation de l'alcool, l'alcaloïde doit rester dans un état assez pur pour qu'on puisse le soumettre aux réactions spécifiques.

Nous devons cependant faire remarquer que l'acide phosphomolybdique précipite complétement la gélatine animale, et que, par suite, il peut donner, avec des liquides, des troubles et des précipités qui ne contiennent pas du tout d'alcaloïde, et s'ils en renferment un, il produit des précipités mixtes. C'est pourquoi il est préférable d'employer immédiatement de l'alcool pour le premier extrait, afin d'éliminer de prime abord, autant que possible, la gomme, la dextrine, la gélatine, qui rendent les liquides infiltrables.

On a encore proposé un certain nombre de réactifs généraux des alcaloïdes, notamment :

4° Iodure double de cadmium et de potassium, indiqué par Marmé.

Les précipités ne sont pas très-insolubles, et celui que donne la morphine est même complétement soluble à chaud. Dans les solutions des sels de morphine seulement peu étendues, il ne produit pas du tout de précipité.

5° Iodure double de bismuth et de potassium, proposé par Dragendorff.

6° Acide phospho-tungstique.

7° Acide phospho-antimonique[1].

8° Acide tannique.

Il précipite bien les alcaloïdes, mais en même temps que beaucoup d'autres corps.

9° Acide picrique, proposé par Hager[2].

Les alcaloïdes sont précipités par cet acide, même de leur solution sulfurique concentrée. Il n'a pas encore été employé en chimie légale. L'atropine, la morphine, la caféine ne sont pas précipitées ; la brucine, la strychnine et la vératrine, la plupart des autres alcaloïdes de l'opium sont précipités. A cause de cette exception, il n'est pas bon de l'employer. Il précipite aussi abondamment une solution de gélatine.

10° Chlorure de platine.

11° Chlorure d'or, etc., etc.

12° Platino-cyanure de potassium, recommandé par Dellfs[3].

Il ne précipite pas tous les alcaloïdes.

13° Sulfocyanure de potassium.

14° Cyanide de fer et de potassium.

[1] *Annal. der Chemie und Pharm.*, t. 109, p. 177.
[2] *Fresenius Zeitschrift f. anal. Chemie*, t. 9, p. 110.
[3] *Buchner, Neues Repert.*, t. 13, p. 35.

En présence de cette quantité de réactifs des alcaloïdes, on pourrait penser que la détermination de ces corps doit être très-simple, c'est-à-dire qu'il suffit de les précipiter dans des liquides étendus et d'extraire du précipité l'alcaloïde à l'état pur à l'aide des procédés connus. Mais il n'en est point ainsi. Tous ces réactifs précipitent aussi la gélatine, qui passe si facilement dans les liquides lors du traitement à chaud des substances animales ; le bouillon, la bière, les décoctions des matières végétales, etc., sont aussi précipités ; ensuite ces précipités se déposent avec une extrème lenteur, quelques-uns même pas du tout ; les liquides qui filtrent troubles finissent par boucher le filtre, et c'est à peine si un lavage est possible. Les précipités, en apparence volumineux, se réduisent après dessiccation à un très-petit volume ; ils adhèrent au filtre, et c'est à peine si on peut les détacher sans déchirer celui-ci. Pour ces raisons, on a imaginé différents procédés dans le but de traiter l'objet directement et sans précipitation. Ces procédés reposent sur certaines propriétés générales des alcaloïdes et de leurs sels, ce sont :

1º Les alcaloïdes sont presque tous insolubles ou difficilement solubles dans l'eau.

2º Les sels des alcaloïdes sont solubles dans l'eau, dans l'eau chaude surtout.

3º Tous les alcaloïdes, volatils ou non volatils, sont solubles dans l'alcool concentré.

4º Tous les sels des alcaloïdes sont solubles dans l'alcool.

5º Tous les alcaloïdes purs, à l'exception de la morphine, sont solubles dans l'éther.

6º Tous les sels des alcaloïdes sont insolubles dans l'éther.

7º Les alcaloïdes libres sont solubles dans le chloroforme, la benzine, l'alcool amylique.

8º Les sels des alcaloïdes ne sont pas solubles dans le chloroforme, l'éther, la benzine, l'alcool amylique.

Sur ces principes sont basées les différentes méthodes imaginées pour isoler les alcaloïdes des mélanges où ils se trouvent. Comme en dernière instance la nature de l'alcaloïde doit être reconnue par certaines réactions, mais comme ces réactions sont beaucoup entravées, et même complétement empêchées par la présence de substances organiques étrangères, il est important de préparer l'alcaloïde dans un état de pureté aussi grand que possible. Ainsi, plusieurs alcaloïdes à l'état pur, la strychnine et la morphine, ne sont pas en apparence altérés par l'acide sulfurique concentré, ne sont pas surtout noircis, ce qui permet de reconnaître nettement les changements de couleur que produisent le chromate de potasse, le cyanide de fer et de potassium et d'autres sels. Mais si ces alcaloïdes ne sont pas séparés à l'état pur, ils sont noircis par l'acide sulfurique, et il est impossible d'observer de changement de couleur au contact des sels que l'on vient de nommer. Comme, en outre, l'objet lui-même est détruit, le but de la recherche est complétement manqué. Ce qui précède démontre combien il est important, avant de procéder à l'expérience définitive et confirmative, d'isoler l'alcaloïde dans un état de pureté aussi grand que possible. C'est à quoi servent les principes indiqués précédemment.

L'éther, qui dissout les alcaloïdes, dissout aussi facilement les huiles et les graisses, qui préexistent toujours dans les substances animales. Si à l'aide d'une petite quantité d'acide sulfurique on transforme en sulfate l'alcaloïde qui se trouve dans ces substances, il devient insoluble dans l'alcool, et les graisses ne sont pas altérées. On peut donc, du résidu de l'extrait alcoolique ou éthéré, éliminer les graisses par l'éther, car une addition d'ammoniaque ou de carbonate de soude mettrait l'alcaloïde en liberté, et alors celui-ci serait absorbé par l'éther.

Les alcaloïdes sont enlevés à leur solution aqueuse par leurs dissolvants avec une affinité particulière, et inversement ils sont transportés de leurs dissolvants dans l'eau par les acides.

Si un sel d'alcaloïde est dissous dans l'eau, il n'est enlevé à celle-ci ni alcaloïde, ni aucune partie du sel, par agitation avec de l'éther, du chloroforme, de la benzine, de l'alcool amylique.

Si maintenant on ajoute de l'ammoniaque, un alcali caustique ou carbonaté, l'alcaloïde passe dans l'éther, le chloroforme, etc., lorsqu'on agite avec ces liquides.

Si l'on agite une solution de l'alcaloïde dans l'éther, la benzine, le chloroforme, etc., avec un acide étendu, l'alcaloïde se rend sur l'acide et entre avec celui-ci en solution aqueuse. Sur ces faits reposent les différents procédés d'extraction.

Michael Pettenkofer (*Buchner's neues Repert. der Pharm.*, t. 7, p. 243) a donné les indications suivantes relativement à la solubilité de plusieurs alcaloïdes dans le chloroforme :

1 partie est soluble dans	Chloroforme	100 de chloroforme dissolvent
Morphine	169 ; 179	0,57
Narcotine	2,69	37,17
Cinchonine	20,89 ; 25	4,31
Quinine	1,68 ; 1,80	57,47
Strychnine	4,93 ; 5	20,16
Brucine	1,76	56,79
Atropine.	1,94	51,49
Vératrine	1,69	58,49

Des quantités beaucoup plus petites des alcaloïdes se dissolvent dans les huiles·grasses. La morphine cristallisée est pour ainsi dire insoluble dans l'éther, le chloroforme, la benzine, etc.

1° *Méthode de Stas*[1].

On mélange le contenu de l'estomac ou les organes, foie, cœur, poumons, divisés aussi finement que possible, avec un poids double d'alcool très-fort et pur; on ajoute, suivant la quantité, $0^{gr},50$ ou 1 gramme d'acide tartrique ou oxalique, et l'on chauffe le mélange dans un ballon à 70° ou 75°. Après refroidissement, on filtre, on lave le résidu avec de l'alcool concentré et l'on évapore le liquide (dans le vide d'après Stas) au milieu d'un courant d'air énergique à une température inférieure à 35°. Comme Stas avait surtout eu en vue les al-

---

[1] *Annal. d. Chemie u. Pharm.*, t. 84, p. 379.

caloïdes volatils (la nicotine), il était nécessaire d'effectuer
l'évaporation à une basse température. Dans les cas où il ne
s'agit pas d'alcaloïdes volatils, rien ne s'oppose à la distillation de l'alcool au bain-marie et à l'évaporation ultérieure de
l'alcool dans une capsule ouverte, également au bain-marie.
Dans cette opération les graisses et les autres substances insolubles se séparent le plus souvent, et l'on peut alors les isoler par un filtre humecté avec de l'eau. On évapore presque
à sec, ce qui, à la température prescrite de 35°, est tout à fait
impossible ou bien exige un temps très-long. Le résidu est
épuisé avec de l'alcool absolu froid ou de l'esprit-de-vin à
96 p. 100, et on laisse cet extrait s'évaporer à l'air. Le résidu
acide ainsi obtenu est dissous dans aussi peu d'eau que possible, et à la solution on ajoute peu à peu du bicarbonate de
soude ou de potasse pulvérisé, jusqu'à ce qu'il ne se produise
plus d'effervescence. Le liquide est ensuite agité avec quatre
ou cinq fois son volume d'ether pur; à l'aide de la fiole à séparation (voyez page 190) on fait écouler le liquide aqueux
qui se trouve au-dessous de la solution éthérée, et on recueille
celle-ci dans une capsule de verre, où on l'abandonne à l'évaporation spontanée. C'est maintenant qu'il faut effectuer les
essais pour la détermination de chaque alcaloïde en particulier, si on n'a pas déjà d'indications positives relativement à
la présence d'un alcaloïde déterminé, sur lequel alors on dirige spécialement son attention. Ce procédé est celui qui convient généralement pour tous les alcaloïdes, et quelle que
soit la quantité de substance dont on dispose, il conduit à un
résultat.

2° *Méthode de V. Uslar et J. Erdmann*[1].

Les matières à essayer sont délayées avec de l'eau en une
bouillie claire, puis acidifiées faiblement avec de l'acide chlorhydrique et mises en digestion pendant une ou deux heures à une
température de 60° à 80°. On passe à travers un tissu de lin

---

[1] *Annal. d. Chemie u. Pharm.*, t. 120, p. 121.

humide, on lave à l'eau bouillante et l'on mélange les extraits réunis avec de l'ammoniaque en léger excès, après quoi on les évapore à sec au bain-marie. On traite trois ou quatre fois le résidu par l'alcool amylique bouillant et l'on filtre les extraits sur un filtre humecté avec de l'alcool amylique. Le liquide filtré, généralement coloré en jaune, contient encore, outre les alcaloïdes, des graisses et des matières colorantes en dissolution. Le liquide est maintenant agité vivement avec de l'eau bouillante, mélangé avec un peu d'acide chlorhydrique; l'alcaloïde passe dans la solution aqueuse, mais les graisses et les matières colorantes restent. Cette opération doit être répétée plusieurs fois. Les liquides doivent être un peu évaporés, et l'alcaloïde est restitué à l'alcool amylique par mélange avec celui-ci et de l'ammoniaque. Enfin, après la séparation, l'alcool amylique doit être expulsé au bain-marie. Dans le cas où le résidu est encore coloré, il faut répéter toutes les opérations une troisième fois. Ce procédé n'est ni simple ni facile, et l'évaporation de l'alcool amylique est une opération extrêmement pénible, à cause de l'influence nuisible qu'il exerce sur les organes respiratoires.

3° *Dragendorff* recommande dans ce même procédé l'emploi de la benzine, qui est plus facilement volatile, et dans la méthode de Stas elle peut aussi être substituée à l'éther.

4° *Méthode de A. W. Hofmann et Graham*[1].

Cette méthode a été imaginée spécialement pour la recherche de la strychnine dans la bière. La bière suspecte est agitée avec du charbon animal et abandonnée à elle-même jusqu'au lendemain. Pour deux litres de bière on prend 60^{gr} environ de charbon. Le charbon est recueilli sur un filtre et lavé plusieurs fois avec de l'eau. On le fait ensuite bouillir dans un ballon avec de l'alcool ordinaire à 80 p. 100; on a soin d'empêcher l'évaporation de l'alcool, en fermant le ballon avec un bouchon traversé par un tube assez long pour que les vapeurs se condensent et retombent. On filtre ensuite en couvrant l'enton-

---

[1] *Annal. d. Chemie u. Pharm.*, t. 39, p. 83.

noir, on élimine l'alcool du liquide filtré par distillation, et il reste un liquide aqueux qui contient la strychnine, dans le cas de la présence de cet alcaloïde. Dans cet état l'alcaloïde n'est pas encore assez pur pour qu'on puisse le soumettre à l'action des réactifs. C'est pourquoi on ajoute quelques gouttes de potasse caustique, et l'on agite avec quatre ou cinq volumes d'alcool. La solution éthérée abandonne l'alcaloïde sous forme d'une masse solide blanchâtre, offrant une saveur amère intense, et que l'on essaie par les réactifs.

R. Wagner [1] recommande également pour la bière d'étendre 1 litre de ce liquide avec le double de son poids d'eau et d'ajouter environ 5 cent. cubes d'une solution décime d'iode. Après que le liquide s'est éclairci, on décante la partie claire, on décompose le précipité par l'hyposulfite de soude, on filtre et on précipite encore le liquide filtré par la solution d'iode, on décante et on filtre, on reprend le précipité avec une solution d'acide sulfureux, on concentre le liquide débarrassé (?) de l'acide iodhydrique et de l'acide sulfureux par une évaporation faite avec soin, et maintenant la base doit y être contenue sous forme de sulfate sans autres matières organiques.

5° *Flandin* a proposé le procédé suivant :

On broie dans un mortier les substances à essayer avec 12 p. 100 de chaux ou de baryte anhydre et on dessèche complétement la masse au bain-marie, on la pulvérise et la traite plusieurs fois par l'alcool bouillant. L'alcool, seulement très-peu coloré, contient la substance recherchée, plus les graisses et les résines. On élimine l'alcool par distillation, et du résidu desséché on extrait les graisses par l'éther; dans le reste on recherche l'alcaloïde. Le procédé n'est pas tout à fait irréprochable. L'extrait alcoolique doit d'abord être faiblement acidifié par l'acide sulfurique, pour rendre les alcaloïdes insolubles dans l'éther, puis être débarrassé des graisses séparées à l'aide du filtre et de l'éther; enfin l'alcaloïde doit être pré-

---

[1] *Fresenius Zeitschrift f. anal. Chemie*, t. 4, p. 387.

paré à l'état pur avec un alcali et l'éther (ou la benzine, le chloroforme, etc.).

Maintenant que nous avons indiqué les procédés généraux proposés pour la recherche des alcaloïdes, nous pouvons nous occuper de décrire les phénomènes spéciaux que présente chaque substance en particulier.

Strychnine.

La strychnine est le plus dangereux des alcaloïdes; des doses très-petites, plus faibles que pour les autres alcaloïdes, suffisent pour occasionner la mort. A cause de sa saveur extrêmement amère, elle ne peut pas être employée pour les empoisonnements proprement dits. Dans des liquides et des aliments qui sont pris de bonne foi, elle ne peut pas être administrée sans qu'on s'en aperçoive. La plupart des cas qui se sont produits doivent être attribués au suicide ou à des erreurs. Ils se sont tous terminés par la mort. Le cas, devenu célèbre, dans lequel le médecin Palmer fit périr son ami Cook par la strychnine, peut, il est vrai, être regardé comme un empoisonnement par un autre, mais ici la saveur amère du bouillon administré fut attribuée au médicament et l'autre partie du poison donnée sous forme pilulaire. Lors de l'autopsie, on commit toutes les erreurs et les négligences possibles, de telle sorte que les chimistes légistes, malgré l'emploi des meilleures méthodes, ne purent trouver aucune trace de strychnine. Mais les phénomènes qui précédèrent la mort, crampes tétaniques et supination du corps, ainsi que les restes de poison qui furent trouvés en la possession de l'accusé, donnèrent aux jurés une certitude suffisante pour prononcer la culpabilité, par suite de laquelle Palmer fut exécuté. En présence des quantités extrêmement faibles d'un sel de strychnine (30 à 40 milligr.), qui suffisent pour donner la mort, c'est à peine si l'on peut compter trouver encore dans le cadavre des traces du poison. A cause des autres cas mentionnés, résultant de suicides et d'erreurs, les recherches ne doivent pas cependant être négligées.

Ainsi il existe un cas dans lequel des gouttes de strychnine furent prescrites à un conducteur; dans ce médicament la strychnine ne pouvait pas être complétement dissoute, de sorte que le malade prit en une seule fois, avec la dernière portion, la majeure partie du sel de strychnine, et en mourut. La recherche porta surtout sur le reste du médicament contenu dans la fiole, parce qu'il n'y avait pas crime. Le résultat de l'analyse valut au médecin une forte réprimande.

Un chimiste qui est chargé de l'exécution d'une pareille recherche, doit s'être préalablement occupé de préparer à l'état pur de la strychnine avec de la poudre de noix vomique et avoir en outre essayé les réactions sur des sels de strychnine purs. Ces expériences lui montrent comment les réactions doivent être et comment elles se produisent lorsqu'on opère avec le procédé indiqué pour la recherche.

Dans un ballon d'une capacité d'environ 150 cent. cub. on fait tomber 2 grammes de poudre de noix vomique, on ajoute de l'alcool à 90 p. 100 et quelques gouttes d'acide chlorhydrique ou sulfurique. Après avoir adapté au ballon un réfrigérant, on chauffe le mélange à l'ébullition et on l'y maintient pendant un quart d'heure; on filtre dans un ballon en couvrant le filtre avec un verre de montre. On fait bouillir avec une nouvelle quantité d'alcool et l'on filtre comme précédemment. On enlève l'alcool par distillation, de façon qu'il ne reste plus qu'environ un tiers du volume, on verse ce reste dans une capsule de porcelaine et on évapore à sec au bain-marie. Après le refroidissement de la capsule, on ajoute de l'eau, qui dissout le sel de strychnine, mais qui laisse les graisses et les substances résineuses qui se sont séparées. On filtre et on recueille le liquide dans une capsule de verre où on évapore au bain-marie à un petit volume. Maintenant on ajoute une solution concentrée de chromate de potasse, jusqu'à ce que le précipité et le liquide paraissent jaunes, ou bien on laisse évaporer à l'air libre jusqu'à ce que cela se produise. On peut avec ce précipité effectuer les réactions décisives de la strychnine.

Le contenu de l'estomac et de la portion supérieure de l'intestin grêle est particulièrement convenable pour la recherche de la strychnine dans le cadavre, car elle n'a jamais été trouvée dans les parties inférieures de l'intestin et dans les fèces. La strychnine semble disparaître du sang avec une très-grande rapidité. Le foie est de tous les organes celui qui retient la plus grande quantité de poison. On ne l'a pas encore trouvée d'une manière positive dans l'urine, bien qu'il soit probable qu'elle soit éliminée par cette excrétion, lorsque l'empoisonnement ne se termine pas par la mort. Jusqu'à présent elle a été inutilement recherchée dans le cerveau.

La substance à analyser est bouillie plusieurs fois (trois ou quatre) avec de l'eau contenant de l'acide sulfurique. Ces extraits réunis sont mélangés avec trois ou quatre volumes d'alcool très-fort et abandonnés au repos pendant 24 heures. Le liquide est filtré dans un ballon à distillation, l'alcool est distillé et évaporé, enfin on met le résidu en digestion avec de la benzine à la température de 60° à 70° en agitant fréquemment. La benzine enlève au liquide la majeure partie des matières colorantes, mais pas d'alcaloïde tant que le liquide est acide. La séparation s'opère dans le ballon renversé, muni d'un tube à air et d'un tube d'écoulement (fig. 56). Si, maintenant, on a éliminé autant que possible les matières colorantes par la benzine, ce qui réussit très-bien avec le sang notamment, on sépare, on mélange de nouveau le liquide acide avec de la benzine pure et l'on ajoute de l'ammoniaque jusqu'à réaction alcaline. La séparation de la strychnine s'effectue alors au contact immédiat de la benzine et la dissolution a lieu rapidement. Enfin, on laisse le liquide aqueux se rassembler à la partie inférieure, et, s'il y a beaucoup de benzine, on la fait couler dans un ballon, duquel on élimine la majeure partie par distillation, et on laisse évaporer le reste sur des verres de montre ou dans des capsules de porcelaine. On procède alors à l'essai avec l'acide sulfurique et le chromate de potasse.

Cette méthode de traitement offre, sur l'extraction par les acides et la précipitation de l'alcaloïde par un des réactifs gé-

néraux, cet avantage que l'on retire la quantité totale de
l'alcaloïde, tandis qu'avec la précipitation, on perd toujours,
par suite de la solubibité du précipité, si faible qu'elle puisse
être, une partie de l'alcaloïde. La méthode présente aussi un
autre avantage : on évite la décomposition du précipité, ainsi
que la filtration et la dilution subséquentes.

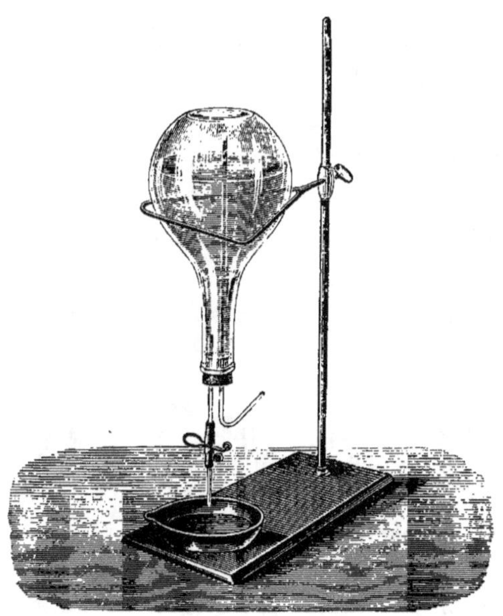

Fig. 56. — Séparation de deux liquides.

On peut aussi procéder d'après la méthode de Stas :

On met en digestion 40 grammes du contenu de l'estomac
avec 10 grammes d'acide oxalique et un poids double d'alcool;
on filtre, on lave à l'alcool et on évapore à 70°; on filtre, pour
isoler la substance organique, qui se sépare ; on lave à l'eau
distillée et l'on évapore à sec. On reprend ensuite par l'alcool
tout ce qui est soluble, on filtre et on laisse évaporer spontanément. On délaye le résidu dans un peu d'eau, et par l'éther
on enlève les matières colorantes et les graisses. L'oxalate de

strychnine reste non dissous. Après évaporation de l'éther, on délaye avec un peu de carbonate de soude jusqu'à réaction alcaline, puis on enlève la strychnine par l'éther et on laisse évaporer. Avec le résidu sec on effectue les expériences confirmatives.

La strychnine est surtout caractérisée par les phénomènes suivants :

1º Par sa saveur extraordinairement amère, encore appréciable avec une proportion de 1 : 17000 ;

2º Par sa propriété de donner avec l'acide chromique une combinaison très-difficilement soluble ;

3º Par les phénomènes de coloration particulière qu'elle produit sous l'influence des agents oxydants et de l'acide sulfurique concentré.

1º La saveur amère ne peut pas être appréciée en grandeur, mais comparée. Elle ne fournit donc qu'une preuve accessoire, mais non décisive.

2º Le chromate de strychnine est une poudre cristallisée, jaune foncé, avec reflet bleuâtre ; au contact de la lumière, sa couleur passe rapidement au brun. Il est si difficilement soluble, que la dernière goutte de l'eau de lavage offre à peine une trace de couleur jaune et d'amertume ; 1 gramme de strychnine pure, dissous à chaud dans de l'acide sulfurique étendu et précipité par du bichromate de potasse, puis lavé jusqu'à ce que l'eau de lavage fût presque incolore et n'éprouvât plus de changement, donna 1 gr. 280 de chromate de strychnine ; celui-ci contient donc 78,1 p. 100 de strychnine ; 3 grammes de strychnine donnèrent 3 gr. 811 de chromate de strychnine ou 78,77 p. 100. Un liquide qui contient 1/1000 de strychnine (0 gr. 1 dans 100 centim. cubes), abandonné jusqu'au lendemain, avec du chromate de potasse, donne un précipité parfaitement évident.

Cette combinaison chromique est aussi importante, parce qu'elle ne peut donner lieu à aucune confusion ; on ne pourrait la comparer, à cause de la couleur, qu'avec le chromate de plomb ou de baryte ; mais ces deux corps sont exclus par la méthode suivie pour la recherche. Le chromate de strychnine, traité par l'acide sulfurique, offre aussi les phénomènes de coloration avec une pureté et une beauté beaucoup plus grandes que dans aucun autre procédé, parce que dans ce cas les deux corps se trouvent en quantités proportionnelles, lesquelles fournissent la réaction la plus nette.

3° Les réactions avec la strychnine aboutissent à la destruction de l'objet séparé. La strychnine ou ses sels, à l'exception de l'azotate, traités par l'acide sulfurique concentré en présence de corps oxydants, donnent une belle couleur violette, qui ne persiste que pendant un certain temps, mais passe successivement au brun-rouge, au brun et à une teinte sale. On a recommandé comme corps oxydants le bichromate de potasse, le cyanide de fer et de potassium, le bioxyde de plomb, l'oxyde de cérium, et l'on pourrait peut-être en trouver encore d'autres, sans en retirer beaucoup d'avantages, car le phénomène est le même avec tous. Le bichromate de potasse donne la réaction la plus belle. Les sels de strychnine purs ne sont pas altérés sensiblement par l'acide sulfurique concentré. Si l'on introduit dans le mélange un petit grain de bichromate de potasse, on voit apparaître autour de celui-ci des stries d'un beau violet foncé, qui colorent bientôt tout le mélange, lorsqu'on agite celui-ci avec une baguette de verre. Mais dans les recherches légales, on pourra rarement préparer de la strychnine assez pure pour qu'elle ne soit pas altérée par l'acide sulfurique pur. C'est pourquoi il est plus sûr de dissoudre le résidu de strychnine dans de l'acide sulfurique peu étendu, de précipiter par le chromate de potasse, de laver le précipité sur un petit filtre et d'effectuer l'essai après que l'eau s'est égouttée. On étend une partie du précipité encore humide sur une petite capsule de porcelaine, et avec une baguette de verre on ajoute une goutte d'acide sulfurique. Le changement de coloration se produit immédiatement de la manière la plus belle. Le phénomène se produit encore, même si l'acide sulfurique est un peu trop étendu. En procédant ainsi, on a l'avantage de pouvoir faire l'expérience avec le plus petit fragment de filtre, parce que maintenant le papier n'est plus noirci par l'acide sulfurique. Le changement de coloration effectué sur le chromate de strychnine met à l'abri de toute confusion, parce que les autres alcaloïdes offrent aussi des changements de couleur avec l'acide sulfurique et le chromate de potasse, mais ne donnent pas de combinaisons insolubles avec l'acide chromique. Ces deux conditions réunies témoignent, avec une grande certitude, en faveur de la présence de la strychnine. La strychnine donne, en outre, avec toute la série des réactifs généraux des alcaloïdes, les précipités indiqués précédemment; mais ceux-ci ne peuvent pas être mis à profit, parce qu'ils ne prouvent rien.

Les expériences physiologiques sont aussi d'une grande importance. Comme la quantité de la substance avec laquelle on opère est toujours très-petite, on ne doit employer, pour ces expériences, que de faibles portions. La moindre dose de strychnine donne lieu, chez une grenouille, aux crampes tétaniques que l'on connait; on lui administrera par la bouche le résidu suspect, broyé avec un peu de mie de pain. Il est tout à fait convenable de faire des contre-expériences avec des substances pures. La réaction de la strychnine avec le chromate de potasse et l'acide sulfurique est empêchée par la présence de la morphine, de la quinine, du sucre, tandis que l'amidon et la santonine n'exercent pas d'action nuisible; mais ces combinaisons n'existent pas, ou bien elles ont été éliminées par le procédé de recherche.

Si de la brucine se trouve à côté de la strychnine, la réaction par l'acide sulfurique concentré et le chromate de potasse est retardée jusqu'à ce que toute la brucine soit oxydée, et c'est seulement alors qu'apparait la réaction de la strychnine. Si l'on veut séparer les deux alcaloïdes l'un de l'autre, on enlève la strychnine par l'éther anhydre. Les expériences de Masing[1]

---

[1] *Fresenius, Zeitschrift f. anal. Chemie,* t. 8, p. 236.

et d'autres, effectuées dans le but de séparer la strychnine de
la vératrine, de la quinine et de l'émétine, sont sans aucune
utilité, car ces mélanges ne peuvent pas se rencontrer dans
les cas d'empoisonnement véritable, et ensuite les méthodes
de séparation et de caractérisation sont trop peu précises pour
que l'on puisse se faire une opinion positive. Il en est tout
autrement lorsqu'un chimiste mélange ces corps; il opère
alors sur des matières connues, comme s'il avait affaire à une
substance animale inconnue. Ces recherches n'ont pas plus de
valeur pratique que lorsqu'on mélange de l'essence de rose
avec du goudron de houille, et qu'ensuite on cherche à les
séparer de nouveau d'après certaines méthodes. La strychnine
peut encore être découverte dans le cadavre, très-longtemps
après l'inhumation. On cite[1] un cas dans lequel elle fut re-
trouvée au bout de onze ans.

Morphine.

La morphine est le plus important des alcaloïdes de l'opium
et nous ne nous occuperons que d'elle seule. Elle est extraite
du contenu de l'estomac ou des tissus de la même manière
que les autres alcaloïdes, et surtout comme il a été expliqué à
propos de la strychnine. Mais nous pouvons admettre qu'on a,
toute desséchée, dans un verre de montre, la morphine qui
se trouvait dans la solution éthérée ou chloroformique, et
qu'on n'a plus qu'à s'assurer, à l'aide des moyens les plus
simples, si l'on a bien affaire à cet alcaloïde. La morphine
donne, avec les réactifs généraux des alcaloïdes, les précipités
indiqués précédemment, mais desquels on ne peut pas se servir pour la même raison que lorsqu'il s'agit de la strychnine.
La solution de tannin ne produit pas de précipité. La morphine forme avec l'acide chlorhydrique et l'acide sulfurique
des combinaisons tout à fait neutres : elle est précipitée par
l'ammoniaque et le carbonate de soude; elle est redissoute par

[1] *Fresenius, Zeitschrift f. anal. Chemie,* t. 5, p. 267; t. 7, p. 400.

les hydrates alcalins, l'eau de baryte, le lait de chaux en excès, et elle en est de nouveau précipitée par le chlorure d'ammonium, mais incomplétement. Elle ne donne pas de précipité avec le chromate de potasse. Elle n'offre pas de changements de coloration aussi nets que la strychnine.

1º Un sel de morphine aussi neutre que possible, le chlorhydrate surtout, que l'on peut obtenir neutre par évaporation, donne, avec le perchlorure de fer neutre et étendu, une coloration bleue, qui persiste assez longtemps, si le sel de fer n'est pas en trop grand excès. La couleur bleue se montre encore plus nettement si, dans la solution du sel de morphine dans quelques gouttes d'eau, on introduit un cristal de sulfate de peroxyde de fer et d'ammoniaque, qui est toujours neutre. En remuant seulement un peu le liquide, la couleur bleue apparaît très-nette. Celle-ci est très-caractéristique, parce qu'aucun autre alcaloïde ne donne lieu au même phénomène avec les sels de peroxyde de fer.

Si l'on introduit de la morphine dans de l'acide azotique concentré, celui-ci se colore en rouge de sang. La couleur passe peu à peu au jaune. Elle est peu probante. D'après Husemann, si l'on dissout la morphine dans de l'acide sulfurique assez concentré et si, à l'aide d'une baguette de verre, on ajoute une petite quantité d'acide azotique, il se produit une coloration rouge ; cette réaction ne prouve rien.

2º Phénomènes reposant sur l'action réductrice de la morphine.

a. Réactif de Fröhde. On dissout à chaud de l'acide molybdique pur dans de l'acide sulfurique concentré et on le conserve dans un flacon bouché à l'émeri. Le liquide est presque incolore.

Si l'on met ce liquide en contact avec le reste sec de morphine, il se produit d'abord une coloration noir foncé, qui, au bout de quelque temps, se change en un bleu magnifique. Mais cette couleur est due à l'oxyde de molybdène, car l'hyposulfite de soude donne lieu exactement au même phénomène. C'est pourquoi cette expérience n'est décisive que lorsqu'on a éliminé toutes les autres substances qui produisent un effet analogue. Lorsqu'on étend la liqueur, la couleur disparaît entièrement. Les sucres de lait, de raisin et de canne ne donnent pas lieu au phénomène.

b. Les sels de morphine dissous dans l'acide sulfurique et additionnés d'un petit grain de bichromate de potasse se colorent rapidement en bleu ou en verdâtre; cette couleur est due à l'oxyde de chrome et elle n'a aucune valeur.

c. Les sels de morphine, mis en contact avec de l'acide iodique, en séparent de l'iode que l'on peut reconnaître à sa réaction avec la solution d'amidon ou le sulfure de carbone.

On introduit un petit grain d'acide iodique dans un tube à essais et l'on ajoute un peu d'eau et quelques gouttes de sulfure de carbone. Le liquide et le sulfure de carbone doivent rester tout à fait incolores. Si maintenant on ajoute l'échantillon de morphine et si l'on agite, le sulfure de carbone se colore en rouge-rose ou rouge foncé. L'essai réussit également avec l'iodate de potasse, que l'on obtient très-facilement comme produit secondaire dans la préparation de l'iodure de potassium. Il doit être parfaitement lavé et ne pas contenir de traces d'iodure de potassium, ce que l'expérience elle-même fait reconnaître. Dans un tube à essais on introduit de l'iodate de potasse, de l'eau, un peu d'acide sulfurique et quelques gouttes de sulfure de carbone ou de chloroforme, on agite et tout doit rester incolore. Si maintenant on ajoute le reste de morphine en question, le sulfure de carbone se colore en rouge-rose, comme dans l'expérience précédente. La solution d'amidon est moins commode parce qu'il faut d'abord la préparer.

Du reste, cette expérience n'est concluante que lorsqu'elle est faite concurremment avec d'autres, parce que l'hyposulfite de soude, l'iodure de potassium, l'hydrogène sulfuré, le protochlorure d'étain, en un mot, toutes les substances réductrices, produisent aussi le même effet. Il faut donc s'arranger de manière à éliminer tous les corps autres que les alcaloïdes, et parmi ceux-ci il n'y a que la morphine qui donne lieu à ce phénomène.

d. Les sels de morphine dissous dans l'acide sulfurique étendu décolorent une solution de permanganate de potasse aussi rapidement que les sels de protoxyde de fer; vers la fin la décoloration est plus lente. Naturellement cette réaction est également peu probante.

e. Le ferricyanure de potassium en solution alcaline est réduit par la morphine en ferrocyanure. Un grand nombre d'autres corps produisent aussi le même effet.

f. Le reste de morphine, dissous dans quelques gouttes d'acide acétique et mélangé avec quelques cristaux d'azotate d'argent, donne d'abord un précipité blanc cristallin d'acétate d'argent. Si l'on chauffe un peu la capsule, il se produit promptement un léger changement de couleur, qui augmente de lui-même lorsqu'on éloigne la flamme : un précipité gris d'argent métallique prend naissance. Cette réduction est très-probante, parce qu'aucun autre alcaloïde ne la produit, mais elle n'est pas sensible. L'acétate d'argent agirait encore plus sûrement parce qu'on opérerait alors en dehors de la présence de l'acide azotique.

La narcotine, que l'on peut rencontrer dans un empoisonnement par l'opium, se distingue de la morphine par sa facile solubilité dans l'éther et son insolubilité dans l'eau acidifiée avec l'acide acétique. Elle peut donc être séparée d'avec la morphine aussi bien par l'éther que par une solution aqueuse d'acide acétique. Les colorations rouges avec l'acide azotique ou un mélange d'acide sulfurique et d'acide azotique sont si peu caractéristiques, que nous ne les décrirons pas.

La codéine est une base homologue de la morphine qui se trouve contenue dans l'opium en très-petite quantité et que, pour cette raison, le chimiste rencontre rarement. Elle n'est pas précipitée par l'ammoniaque, et elle reste par suite en dissolution, lorsqu'on a précipité la morphine et la narcotine par l'ammoniaque. Elle est plus soluble dans l'eau que les autres alcaloïdes (1 : 80 à 15°).

Les meilleurs caractères de la morphine sont la coloration bleue avec les sels de peroxyde de fer, et un des phénomènes de réduction, par exemple avec le réactif de Fröhde. Cependant le chimiste pourrait éprouver de très-grandes difficultés à émettre une opinion tout à fait positive, s'il ne faisait pas du tout attention aux circonstances extérieures, desquelles, à vrai dire, il ne doit pas s'occuper. Le jurés et les juges peuvent recueillir d'autres indices, et ils prononceront leur sentence, s'ils sont appuyés par la déclaration du chimiste.

Dans un cas d'empoisonnement non criminel d'un enfant par une décoction de capsules de pavot, Winkler prétend avoir découvert de la narcotine et de la morphine dans le contenu de l'estomac. Il évapora cette matière acide (du poids de 13 drachmes) à consistance sirupeuse, puis il la traita trois fois avec une once d'esprit-de-vin à 80 p. 100; il évapora au bain-marie les extraits réunis, qui laissèrent un résidu ordinaire. Ce résidu traité par l'eau laissa une matière grasse sale. La solution filtrée bouillante aurait laissé déposer par évaporation lente de petits cristaux minces qui se comportaient en présence de l'acide chlorhydrique comme de la narcéine très-pure (?). Le liquide décanté (du volume de 200 cent. cub.) fut divisé en deux portions : une portion donna, avec le perchlorure de fer neutre, une couleur vert bleuâtre, l'autre moitié fournit avec l'ammoniaque, dans une petite capsule, un précipité finement pulvérulent. Un pareil résultat me semble tout à fait impossible, si l'on songe aux difficultés avec lesquelles on obtient ces réactions avec des capsules de pavot pures.

Conine, nicotine.

Ces deux alcaloïdes ne peuvent pas être employés pour empoisonner, parce que leur odeur repoussante les décèle immédiatement et s'oppose à ce qu'ils soient avalés. Dans les cas peu nombreux que l'on connait et dans lesquels les poisons durent être recherchés, il y avait suicide ou le poison avait été versé violemment, ce qui peut être assimilé à un assassinat. Dans les deux cas, la substance se trouva encore inaltérée et l'on put découvrir la nature du poison avec facilité. La ciguë (la plante ou les semences) ne peut pas, sans qu'on s'en aperçoive, être administrée en quantité suffisante pour que la mort s'ensuive. Il n'est donc pas du tout probable que l'on puisse préparer de la conine ou de la nicotine avec les organes d'une personne empoisonnée. Les deux alcaloïdes se distinguent facilement l'un de l'autre, mais, pour ce qui nous concerne, cela est tout à fait sans valeur. Indépendamment des précipités que donne la conine avec les réactifs généraux, précipités qui ne prouvent pas grand'chose, on n'a comme caractère propre qu'une odeur désagréable d'urine de souris. Ses sels sont inodores, mais les hydrates alcalins ou la chaux en dégagent l'odeur de l'alcaloïde. Il importe donc de développer cette odeur en traitant par un hydrate alcalin l'oxalate isolé par l'alcool et desséché. Tous les essais que l'on peut effectuer avec de la conine et de la nicotine pures sont sans utilité, parce qu'on n'a pas sous la main les substances dans cet état. Si des indices extérieurs ne viennent pas s'ajouter, comme dans les deux cas cités précédemment, on ne pourra pas émettre une opinion positive en se basant uniquement sur le résultat de l'analyse. Lipowitz (*Pogg. Ann.*, t. 108, p. 622) a donné la relation d'un cas d'empoisonnement par la conine, qui vraisemblablement était un suicide. On ne put rien produire autre chose que l'odeur d'urine de souris, et cela suffit dans un cas qui n'était l'objet d'aucune recherche légale.

Digitale, jusquiame, colchique, aconit, belladone, pulsatille, stramoine, ciguë, laitue, etc.

Ces plantes, qui croissent spontanément en France et en Allemagne, contiennent toutes des substances vénéneuses, agissant mortellement, et dont quelques-unes ont été pré-

parées à l'état pur et sont des alcaloïdes, tandis que d'autres
ne sont point des alcaloïdes ou ne peuvent pas être obtenues
à l'état de pureté. Les plantes et les corps qui en ont été extraits ont occasionné des empoisonnements, soit par suite
d'accidents ou de confusions, soit qu'ils aient été administrés
dans une intention criminelle. La préparation des matières
qu'elles renferment est très-difficile, même lorsqu'on dispose
de grandes quantités des plantes, et pour quelques-unes on
n'a pas encore réussi. Il ne faut donc pas espérer, dans des
empoisonnements véritables avec issue mortelle, pouvoir trouver dans les organes la preuve de la présence de l'un quelconque des poisons que l'on vient de nommer. Les spécialistes
se sont maintes fois efforcés de découvrir avec des substances
pures des réactions qui puissent servir pour leur caractérisation. Ces réactions nous font toutes défaut, si du contenu de
l'estomac nous ne pouvons extraire à l'état impur que des
quantités minimes de la substance. Un grand nombre de ces
cas ne se sont présentés qu'une seule fois. Ainsi personne
n'aura plus l'idée, après l'affaire Bocarmé, de vouloir empoisonner avec de la nicotine. On peut dire aussi que la digitaline
a fait son temps, parce qu'elle ne peut être administrée que
sous forme médicamenteuse, autrement elle serait repoussée
à cause de sa saveur âpre et désagréable. Le médecin doit
alors préparer lui-même le médicament, car si l'ordonnance
venait à la pharmacie, il serait soupçonné. Sans preuves ti-
rées des indices, un empoisonnement par des toxiques végétaux n'entraînera presque jamais une condamnation, et avec
ces preuves une condamnation peut avoir lieu, même si l'analyse n'a pas donné de résultat, comme dans le cas Palmer.

APPENDICE.

SÉPARATION ET DOSAGE DE L'ARSENIC,

D'APRÈS ARM. GAUTIER.

Depuis l'impression des premières feuilles, M. Arm. Gautier [1] a fait connaître une nouvelle méthode de *séparation de l'arsenic,* qui permet d'extraire et de doser *tout* le métalloïde contenu dans les tissus; cette méthode consiste à détruire les matières animales successivement par l'acide nitrique, l'acide sulfurique et de nouveau par l'acide nitrique.

100 grammes de la matière suspecte (muscles, foie, cerveau, etc., coupés en petits morceaux) sont introduits dans une capsule de 600 cent. cubes. Le tout est traité par 30 grammes d'acide nitrique pur ordinaire, et modérément chauffé. La substance se liquifie peu à peu, puis tend à s'épaissir et à prendre un ton orangé. A ce moment, on retire la capsule du feu, et l'on ajoute 5 grammes d'acide sulfurique pur. La masse brunit et s'attaque vivement; on la chauffe jusqu'à ce qu'elle commence à émettre quelques vapeurs d'acide sulfurique. On laisse alors tomber sur le résidu 10 à 12 grammes d'acide nitrique. La matière se liquéfie de nouveau, en dégageant d'abondantes vapeurs nitreuses. Quand tout l'acide a été introduit, on chauffe jusqu'à commencement de carbo-

[1] Sur la recherche et le dosage de l'arsenic contenu dans les matières animales (*Bulletin de la Société chimique,* du 5 octobre 1875).

nisation. Cela fait, la matière ainsi obtenue, facile à pulvériser, est épuisée dans la capsule même par de l'eau bouillante. La liqueur filtrée, couleur madère plus ou moins clair, est traitée par quelques gouttes de bisulfite de soude, et l'arsenic en est précipité, à l'état de sulfure, par un courant prolongé d'hydrogène sulfuré. Ce sulfure, transformé en acide arsénique par les moyens connus, est versé dans l'appareil de Marsh.

Cette méthode simple et rapide, qui permet de faire 4 à 5 attaques de matière suspecte dans la même journée, évite toutes les causes d'erreur. En effet, lorsque dans la première phase de l'opération on commence à détruire, par l'acide nitrique, la substance animale, les chlorures qu'elle contient donnent, grâce à l'excès d'acide nitrique, une eau régale extrèmement pauvre en acide chlorhydrique; le chlore est ainsi chassé, sans qu'aucune trace de chlorure d'arsenic puisse se former en présence du grand excès d'acide nitrique. Dans la seconde phase de l'attaque, on ajoute de l'acide sulfurique au résidu visqueux, encore riche en acide nitrique, résultant de l'action de cet acide sur les matières animales. A ce moment l'oxydation devient très-énergique, sans qu'il y ait jamais de déflagration, et la carbonisation peut être atteinte sans qu'une trace d'arsenic puisse se volatiliser, grâce à l'absence des chlorures détruits au début de l'attaque. Enfin, dans la troisième phase, l'acide nitrique tombant goutte à goutte sur la matière organique, chauffée de 250 à 300° en présence de l'acide sulfurique, permet de détruire plus profondément encore la matière animale, en évitant sans cesse la réduction de l'acide sulfurique et la formation de sulfure d'arsenic, grâce aux corps nitrés et à l'excès d'acide nitrique, qui presque jusqu'à la fin se trouvent dans la matière charbonneuse.

Il ne reste après ces traitements que 3 à 4 grammes d'un charbon poreux, léger, facile à épuiser par l'eau, qui lui enlève tout l'arsenic, comme l'auteur s'en est assuré.

Le *dosage* à l'état métalloïdique de l'arsenic ainsi extrait peut être fait très-exactement (à moins de $\frac{1}{10}$ de milligramme près) à l'aide de l'appareil de Marsh, si l'on suit les précau-

tions indiquées par M. Arm. Gautier (Mém. cité), relativement
à la conduite de l'appareil. Ce chimiste se sert d'un flacon de
180 à 200 cent. cubes, à deux tubulaires, qui plonge dans
une terrine d'eau froide et contient 25 grammes de zinc pur.
L'hydrogène qui se dégage par l'action de l'acide sulfurique
est privé de gouttelettes d'eau sur du coton, puis passe dans
un petit tube de verre exactement pesé, entouré de clinquant
et chauffé avec des charbons rouges sur une longueur de 20
à 25 centimètres. L'auteur emploie, pour produire le dégagement d'hydrogène, de l'acide sulfurique pur étendu de cinq
fois son poids d'eau, qu'il désigne sous le nom d'*acide dilué
normal*. L'hydrogène ayant chassé l'air de l'appareil, on
ajoute à la matière arsénicale 45 grammes d'acide dilué normal, plus 5 grammes d'acide sulfurique pur. On verse par
petites portions dans l'appareil cette liqueur refroidie, de façon
à n'avoir jamais, sur une soucoupe, trace de taches arsénicales. Une heure suffit pour introduire ainsi dans le flacon
5 milligrammes d'acide arsénieux, quantité supérieure à celle
que l'on obtient en général avec 200 grammes de matières
suspectes. Cela fait, on ajoute 25 grammes d'acide dilué normal, 5 grammes d'acide sulfurique nouveau, et après refroidissement on verse ce mélange peu à peu dans l'appareil. Enfin
on introduit 25 grammes du même acide dilué mélangé avec
12 grammes d'acide sulfurique pur et refroidi, en ayant soin
de n'avoir jamais à l'extrémité du tube qui termine l'appareil
qu'une flamme de 1 à 1,5 millimètre. En opérant ainsi, tout
l'arsenic de 5 milligrammes d'acide arsénieux passe dans l'anneau au bout de deux heures et demi à trois heures. Pour
connaître le poids de l'anneau arsénical, il suffit maintenant
de peser le tube et de retrancher du poids trouvé le poids du
tube avant l'expérience.

(Traducteur.)

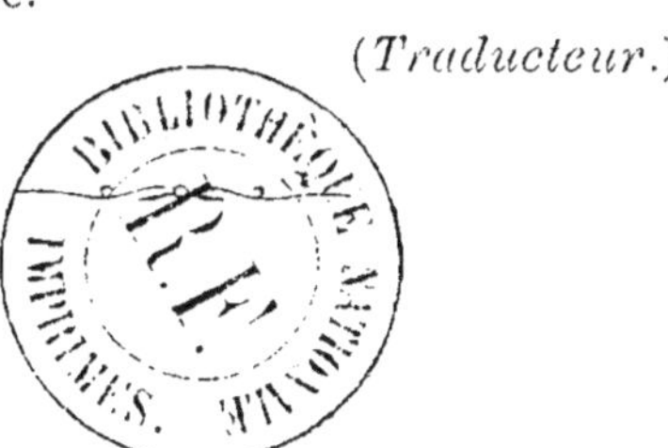

TABLE ALPHABÉTIQUE.

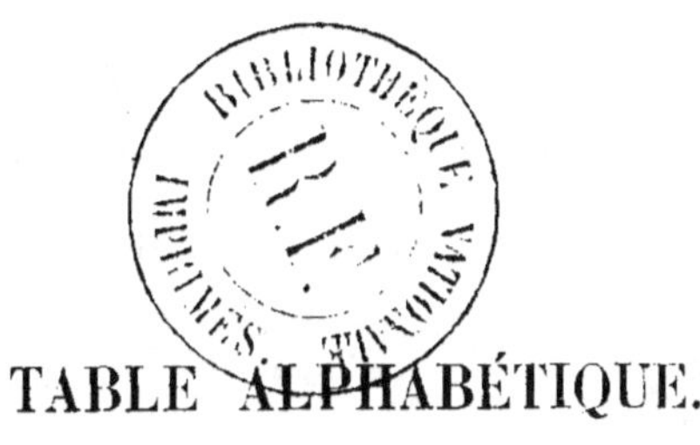

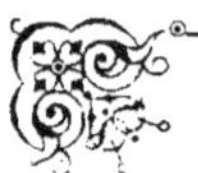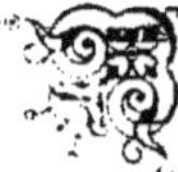

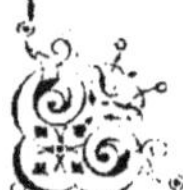

Paris. — Typographie Paul Schmidt, rue de Vaugirard, 47.